# 낙상예방

위험평가와 관리계획

# 낙상예방

## 위험평가와 관리계획

– 鈴木みずえ(스즈키 미즈에) –

영 문 출 판 사

■ **대표역자**

**민병근**
서울대 의대 졸업
카톨릭대 의학박사
신경정신의학회장, 중앙대의대학장,
신경정신과학회장 및 이사장 역임
울산대의대학장 및 서울중앙병원부원장,
울산대의무부총장 역임
계요의료재단 신경정신의학연구소소장
일본 후쿠오카대 명예객원교수
국민훈장 동백장, 모란장 수상

**김미정**
이화여대 의대 졸업
한양대병원 재활의학과 과장 및 한양대학교 의과대학
재활의학교실 주임교수

■ **번역위원 : 대한노인병학회 산하 노인기능평가연구회**

**권인순** 인제의대 서울백병원 내과
**박병주** 서울의대 예방의학교실
**원장원** 경희의료원 가정의학과
**윤종률** 한림대 가정의학교실
**조비룡** 서울대병원 가정의학과
**이은주** 서울아산병원 가정의학과



# 낙상예방

2012년 1월 20일 초판인쇄
2012년 1월 27일 초판발행

---

지은이 : 鈴木みずえ
옮긴이 : 대한노인병학회 산하 노인기능평가연구회,
발행인 : 박 병 조
발행처 : 도서출판 영문출판사
등 록 : 1987년 12월 21일 제2-419호
주 소 : 서울시 강남구 삼성동 69-1
전 화 : (02) 514-5590, 776-5590
팩 스 : (02) 756-8943
E-mail : yeongmunsa@empal.com
정 가 : 15,000원
ISBN 978-89-7224-276-5 93510

---

※ 파본은 교환해 드립니다.

# 서문

2001년 2월에 『노인의 낙상관리 : 예측예방과 자립지원의 권고방법』을 발행하였다. 『노인의 낙상관리』는 3명의 저자로 구성되었는데 총설부분을 저자가 담당하고 다른 임상간호사 2명의 공저자로부터는 실천방법에서 풍부한 사례가 제시되었다. 이전에는 낙상이 생활 속에서 어떻게 노인을 위협하고 있는지 그 현상과 연구의 성과 등을 기초로 낙상관리의 실천, 전개방법 등을 이해하려고 노력하였다. 그 후 많은 간호사, 보건사, 요양보호사들로부터 「우리들의 시설에 맞는 낙상 위험평가를 개발하고 싶다」, 「효과적인 낙상예방 교실을 고안하고 싶다」라는 상담을 받았다. 「낙상학이라는 연구 분야가 있는가?」라고도 물어왔는데 노인과 낙상예방에 관한 실천과 연구의 중요성을 인식시켜 주기에 참 좋았다고 생각한다. 그러나 여러 독자에게는 제시된 지식 중에서 자신들의 시설이 노인에게 적합한 내용인지를 정리하지 않으면 안 될 뿐 아니라, 실천에 즉각 활용하기 위해서는 제한점이 많을 수 있다. 효과적인 낙상관리를 위한 보살핌에는 조사연구와 실천이 융합되어 낙상위험과 그 관리를 검증하면서 실천하는 필요성을 늘 느끼고 있다.

노인사회인 우리 나라에서 낙상예방의 연구는 공중위생학, 재활의학, 물리치료학, 스포츠의학, 공학, 건축학 등의 여러 분야에서 이루어지고 있는데 의료 · 보건 · 복지의 현장에 있어서 특히 긴급히 해결하지 않으면 안 되는 주제이다. 그러나 낙상예방은 보건, 간호, 요양보호 관련 담당자와 연구자가 더욱 긴밀하게 연계하여 개입연구와 실천을 되풀이하지 않으면 안 될 것이다. 그러기 위해서 이전의 저서 『노인의 낙상관리』와 이 책의 공통된 목적은 "낙상관리의 실천과 연구의 융합"에 있는데, 말하자면 『노인의 낙상관리』가 이론편이었다면, 이 책은 실천편으로서 "증거(evidence)에 기초한 낙상관리 실천의 전개"를 목표로 하고 있다. 독자들은 이 책자를 최대한 활용하여 자신들의 독자적인 평가나 관리의 개발을 지속하기를 바란다. 그러기 위해서 이 책은 『노인의 낙상관리』와는 달리 평가와 관리를 가능한 알기 쉽게 하기 위하여 낙상위험과 관리 계획을 중심으로 전개한 후, 도표 등을 사용하여 즉시 활용할 수 있도록 구성하였다. 실제 담당자인 여러분들이 이 책을 활용하여 봄으로써 낙상관리의 질을 향상시키는 데 미력하나마 보탬이 되었으면 더 바랄 것이 없겠다.

그리고 이 책의 집필에 관하여 많은 사람들의 조언을 받았다. 특정기능병원에 있어서 낙상의 특징을 여러 가지 장면을 통하여 시사해 준 浜松의과대학부속병원 낙상예방 워킹그룹 松下惠美 부간호부장, 古橋玲子 부간호사장, 鶴見智子수술부 부간호사장, ジェネラルリスクマネージー原田みずえ간호사장, 福井의과대학 岩田浩子

교수에게 깊이 감사드린다. 浜松의과대학부속병원 船本博子 간호부장을 비롯하여 전 간호부직원 여러분의 협력을 받아 낙상예방 워킹그룹의 멤버와 함께 浜松의과대학 방식의 낙상 위험 평가를 검토중이다. 염원하던 임상을 여러 사람과 공동 연구한 연구였으며 무엇보다도 낙상 연구의 즐거움을 실감하고 있다. 浜松의과대학부속병원 간호부의 여러 사람들이 차후에 더욱 발전하시기를 바란다. 浜松의과대학의 여러 선생들에게도 지도, 협력, 지원을 받았다. 노인시설의 낙상 평가에 관해서는 西山병원 嶋田美江 간호부장과 西山ウエルケア 須山良江 간호사장은 물론 西山병원그룹의 간호사 여러 사람에게 조언과 시사를 받았다. 그리고 磐田市건강증진센터 小泉真寿美보건사, 伊豆長岡町보건센터 天野えり子보건사가 주최하는 낙상예방교실에도 참가시켜 주어서 지역의 낙상 현상에 대하여 의견을 물을 수 있게 되었다. 사회복지법인 봉영회 高杉英成이사장에게는 복지의 입장에서 낙상예방의 귀중함을 지도받았다. 각 조사에서 협력해주신 田中操간호사, 内山昌子간호사, 伊藤明美간호사에게는 조사에 있어서 여러 가지 지원을 받았다. 의학서원 鴻森和明씨와 제작부의 여러 사람에게는 이 책을 작성하는 일에 관하여 조언을 받았다. 일러스트에 관해서는 동생あずさ의 작품을 채용하게 되어 덕분에 아주 색다른 분야에 진출한 자매의 첫 번째 공동작이 되었다. 여러 사람에게 진심으로 감사를 드린다.

平成 15년 4월부터 다행스럽게도 은사 山幡信子교수의 후임으로서 三重현립간호대학에 부임하게 되었다. 현재는 前原澄子학장 밑에서 지역교류연구센터에 있는 三重 현지역과의 연계강화 사업으로서 낙상예방의 새로운 접근을 시도하는 중이다. 근거에 기초한 지역공헌을 목표로 하고 싶다. 차후에도 여러분, 지역의 실제담당자들의 의견과 지적을 받아 나아가서 낙상관리의 영역에서 충실히 노력하고 싶다.

平成 15년 9월<br>鈴木みずえ

# 역자 서문

대한노인병학회 산하 노인기능평가회에 참여하면서 한국보건사회연구원 선우 덕 선생님의 추천으로 "전도예방(転倒豫防)을 접하게 되었다. 실제 임상에서 노인환자를 진료하는 간호사나 간병인, 물리치료사나 작업치료사, 의사 등 의료인들이 흔히 간과하지만, 매우 중요한 낙상관련 문제들에 대해 매우 구체적으로 그 원인과 치료 대책을 자세히 기술한 책임을 실감할 수 있었다. 이에 노인기능평가회에서 번역을 결정하였고, 민병근선생님과 함께 번역을 하기로 하였다. 1차 번역을 완료한 후에도 우리 나라 실정에 맞도록 용어를 선별하고 의역하는 2차, 3차의 번역 과정에 노인기능평가회 권인순회장님을 비롯해서 박병주, 윤종률, 원장원, 조비룡, 이은주교수님 등 많은 분의 도움이 절대적이었다. 여러 가지 이유로 조금 늦은 감이 있으나, 무사히 책자로 발간됨을 진심으로 감사드리며, 다시 한 번 대한노인병학회산하 노인기능평가회에 감사드린다.

2011년 10월

대한노인병학회 산하 노인기능평가회

# 차 례

# 제 1 장

# 낙상 관리(넘어짐 관리)

## A. 노인의 낙상(넘어짐)

인구의 고령화와 더불어 와상 노인, 치매 등과 같이 중증 장애를 가진 노인이 많아졌고, 일상 생활 속에 낙상 빈도의 증가가 눈에 띄는 현상으로 다가오고 있다. 노인요양보험제도에서 낙상은 간호 · 간병상의 사고로 취급되어 간호 · 간병의 질과 상관관계가 있다고 지적되고 있다. 지역사회에서의 낙상은 일상생활의 자립기간을 단축시켜 노인요양보험제도의 간병필요노인수 및 간병부담의 증가에 영향을 미치기 때문에 노인요양 예방사업으로 낙상예방교실이 실시되고 있다. 동시에 낙상 문제는 노인시설 특유의 문제는 아니며 입원환자의 고령화에 따라 일반병원이나 고도의 첨단치료를 목적으로 하는 특정 전문병원 등에서도 문제시 되고 있다. 본 장에서는 낙상관리의 실천을 위한 기초지식을 소개하고자 한다.

### Point 낙상(낙상의 정의)

낙상이란 침대나 자전거에서 떨어지는 것도 포함되지만, 일반적으로는 직립보행에서 균형을 잃고 넘어져 발바닥 이외 신체의 일부가 지면 또는 바닥에 닿는 상황[1]이라고 정의하고 있다. 즉, 낙상은 완전히 균형을 잃고 신체의 일부가 바닥에 닿은 상태이고, 미끄러지거나 헛딛어서 균형을 일시적으로 잃어버렸다 해도 원래의 자세로 다시 일어섰을 때에는 낙상이라고 하지 않는다. 엄밀하게 말해서, 낙상이란 완전히 균형을 잃어버린 상태로 손 또는 둔부 등 신체의 일부가 바닥에 닿아야 한다는 것이다.

### Point 노인 낙상의 종류

흔히 낙상이라고 말하지만, 노인 낙상에는 여러 가지 종류가 있다. **그림 1-1**에 낙상의 종류를 표시하였다. 건강한 노인은 노화의 영향으로 낙상한다. "젊었을 때와 같은 체력이라고 생각해 무리했기 때문에 낙상했다", "체력보다 더 무거운 짐을 양손에 들고 휘청거렸기 때문에 낙상했다" 등의 예에서 알 수 있다. 60대 후반이나 70대 노인부터는 노인 자신이 체력의 쇠퇴를 지각하고 무리하지 않도록 애쓰고 있다. 그러나 순간적인 판단이 필요할 때, 자칫 젊었을 때와 똑같은 감각으로 신체를 움직이려고 하다가 실제로는 그것이 될 수 없어 그 차이로 낙상하는 경우가 많다. 이러한 낙상은 노화에 기인한 낙상이라고 말할 수 있다. 건강장애 수준이 나빠짐에 따라 뇌졸중 후유증, 파킨슨병 등과 같은 단독 질환 위험인자에 의한 낙상이 늘어나고 있다. 노인시설에 거주하고 있는 노인들은 보행장애를 갖고 있을 뿐 아니라, 다른 합병증 등을 가진 경우도 많아서 낙상 위험

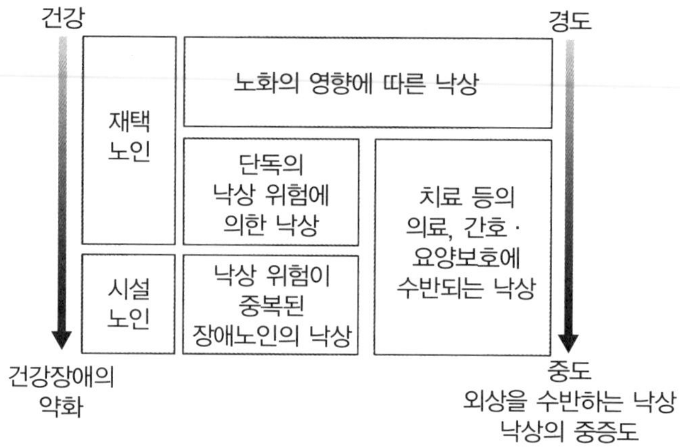


**그림 1-1 노인 낙상의 종류**

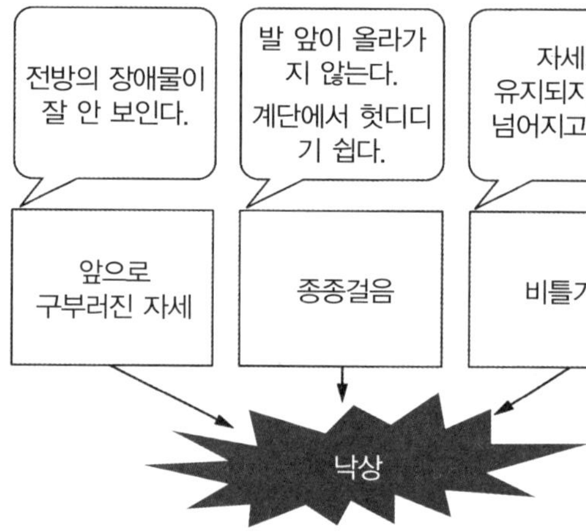


**그림 1-2 노인 보행의 특징과 낙상**

이 중복되며, 이런 장애노인의 낙상은 다양한 원인이 서로 함께 작용해 와상 상태로 가게 할 수 있다. 최근에는 나이가 많아도 수술이나 전문치료가 가능해져, 일반병원, 혹은 특정전문병원 등에서 노인 치료와 같은 의료 행위에 관련돼서 낙상이 일어나기도 한다. 노인요양보험제도와 더불어, 단기입원 제도가 빈번히 이용되고, 데이 케어나 데이 서비스에 통원하는 노인도 증가하면서 간호 간병에 수반되는 낙상도 인정되고 있다.

### Point 노인의 보행과 이동 능력의 관찰

노인의 낙상 중에서 가장 많은 것은 보행 도중의 낙상이다. 즉, 노인의 보행 · 이동능력이 낙상과 관련되어 있다고 말할 수 있다. 노인이 입원하면 보행을 평가할 필요가 있다. 발의 보폭, 자세, 동작 균형의 형태를 자세히 관찰한다. 지팡이, 실버카 등 보행보조구의 사용을 쉽게 권장하고 있지만 노화에 의한 신체기능의 저하에 따라 적절하게 사용하고 있는지 확인할 필요가 있다. 노인 중에는 보행보조구 때문에 몸을 앞으로 구부리게 되고, 이로 인해 전방의 시선이 제한되는 경우도 있다. 보행 · 이동능력에 관해서는 낙상과 연관된 동작을 하고 있지 않은가 검토한다. 보행보조구로는 지팡이, 목발, 보행기, 휠체어 등이 있는데, 간호사가 보행 보조도구의 사용목적과 적응증에 대해서 확인하고, 병동에서 보행동작에 관해서 자세

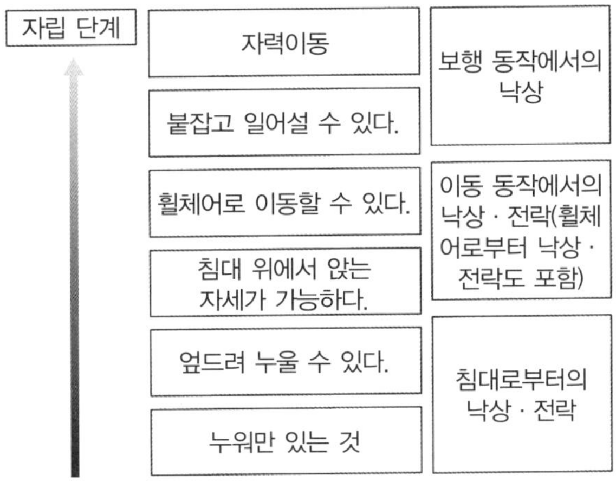


**그림 1–3 노인의 자립 단계와 낙상**

하게 평가한 다음, 관리 계획을 세울 필요가 있다. 보행 중에 일어나는 낙상 다음으로 노인에게 많은 낙상은 침대에서 휠체어로 이동할 때, 변기로 이동할 때이다. 이동에는 앉은 자세 혹은 다리를 뻗고 길게 앉은 자세에서 침대 위로 움직이는 것, 다리를 내리고 앉은 자세에서 일어서는 것, 일어선 자세를 유지하면서 휠체어로 움직이는 것 등이 있다. 보행 훈련 중의 노인은 자세의 균형유지가 필요하다. 보행이 불안정한 노인은 위의 동작들을 적절히 실시하는 것이 가능한지 전 직원이 관찰할 필요가 있다.

### Point 노인 보행의 이해

노인은 분명한 질병이 없어도 보행속도의 저하, 양하지 입각기 거리가 단축된다. 자세도 앞으로 구부러지고, 잔걸음, 움츠린 발, 어정거리거나 흔들리는 것 등을 일반적으로 노인 보행의 특징이라고 말한다(**그림 1-2**). 낙상과 관련되는 것은 한쪽 하지 입각기(single limb stance)의 거리 단축, 양쪽 하지 입각기(double limb stance)의 증가, 뒷다리의 뒤꿈치를 올리는 것과 앞다리의 발끝을 올리는 능력이 저하된 것 때문에, 계단이나 장애물이 있으면, 그것을 넘어설 수 없거나 발끝이 걸려 자세 균형이 깨지면서 쉽게 낙상을 일으킨다. 그러나 노인 보행은 단순히 연령때문만은 아니며 노인 자신의 장년기로부터의 건강상태, 운동습관 등에 의해 달라진다. 노인기까지 아주 건강하였던 스포츠맨이라 하더라도, 급성 건강이상으로 와상 상태가 지속된 후에는 노인 보행을 하게 되는 경우도 많으므로 항상 노인의 현재 상황을 평가하는 것이 중요하다. 자세한 것은 제3장에서 설명하겠다.

### Point 누워만 있는 노인의 낙상

노인의 일상생활 자립 정도에 따라서도 낙상은 달라진다(**그림 1-3**). 이동능력이 있는 노인은 보행 중에 낙상하는 경우가 많은 반면, 휠체어 이동을 할 수 있는 정도의 자립 정도를 갖는 경우에는 침대로부터의 낙상, 화장실 변기로부터의 낙상이 많다. 요컨대, 보행이 불안정하고, 이동이 불안정한 노인에서 빈발한다. 그러나 누워만 있는 환자라 하더라도, 침대 위에서 앉거나 돌아눕는 등 침대 위에서 자세 변동이 가능한 노인은 침대로부터 낙상하는 경우가 있다. 누워만 있는 환자라고 안심했다가 어느 틈에 침대에서 떨어지고 나서 발견되는 경우도 있다. 누워만 있는 노인이 치매를 합병하고 있는 경우도 많고, 야간의 섬망 상태와 달리 주간에는 완전히 다른 행동을 취하는 노

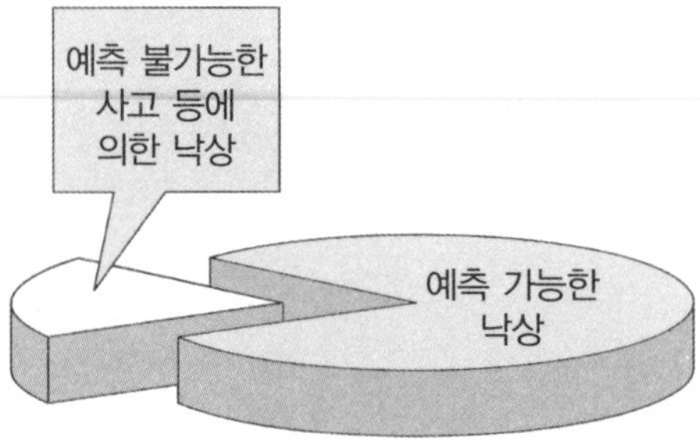


그림 1-4 예측 불가능한 낙상과 예측 가능한 낙상의 비율

인도 있다. 따라서 누워만 있는 노인이라도 신체 기능 상태를 평가하고 낙상 위험도를 파악할 필요가 있다.

### Point 노인의 낙상예방과 관리

노인의 낙상은 예방할 수 있다. 낙상을 예방하기 위해서는 낙상위험 평가도구를 활용하여 노인을 평가하고, 일어날 수 있는 낙상을 예측하여 그것에 대한 예방 간호 개입이 있어야 한다. 낙상이 예견되는 노인에게는 예방 간호의 개입과 해당되는 낙상위험에 대한 무언가의 대응책 마련으로 예측되는 낙상을 방지한다. 낙상관리는 단순히 낙상방지만을 목표로 하는 것은 아니며 노인병 증후군인 누워만 있는 와상, 치매, 실금 등을 포함한 포괄적인 노인 장애의 예방, 삶의 질 유지 및 향상을 목표로 하고 있어 노인관리의 질적 향상을 도모하는 하나의 수단이라고도 할 수 있다.

### Point 노인 낙상의 예측

대상자의 낙상 위험도를 파악하는 것으로 낙상의 80%는 예측 가능[2)]하다(**그림 1-4**). 미리 낙상의 위험성을 예측하고 사전에 낙상 관리를 실시하고 있다면, 확실히 예방할 수 있다. 그렇게 하기 위해서는 우선 먼저 낙상위험평가를 수행하는 일이 중요하다. 그 다음에 낙상 고위험 환자에 대한 예방 간호 관리개입과 동시에 통일된 관리 계획을 병동 전체에서 검토하는 것으로 통일된 낙상관리를 할 수 있다.

### Point 낙상관리의 기본의식

낙상위험이 있는 노인은 일상생활중의 사소한 문제가 겹쳐 낙상하게 되므로 담당환자에 대한 일반적인 낙상 위험 평가만으로는 낙상관리가 이루어지지 않는다. 간호 간병인이 같이 일을 하지 않으면 낙상관리의 효과 즉, 낙상예방이 불가능하다. 노인 낙상을 예측하고 방지하기 위해서는, 간호 간병인의 의식 속에 항상 환자의 사소한 신체 조건 변화를 감지하거나 행동을 평가하는 것이 필요하다. 병원 전체에서 주관하여 낙상예방위원회를 결성한다(**그림 1-5**). 낙상예방위원은 각 병동에서 선출하고, 예방위원이 주체가 되어 되도록 여러 직종으로 구성하는 것이 좋다. 낙상을 직접 맞대면하는 것은 간호 간병인이지만, 환자의 치료, 재활, 영양관리 등 다양한 문제가 포함되어 있으므로 의사, 약사, 영양사, 물리치료사 등도 낙상예방위원회에 참가하도록 팀을 구성하는 것이 중요하다. 장애를 가지고 퇴원하는 환자 및 노인요양보험의 인정을 받고 있는 환자의 낙상예방에 관한 사례검토를 할 경우에는 지역 보건관리요원 등의 참가도 권장할 필요가 있다.

### Point 노인병 증후군이란?

와상, 치매, 실금, 낙상 등은 노인병 증후군(**그림 1-6**)이라고 불리고 있다. 이들의 특징은

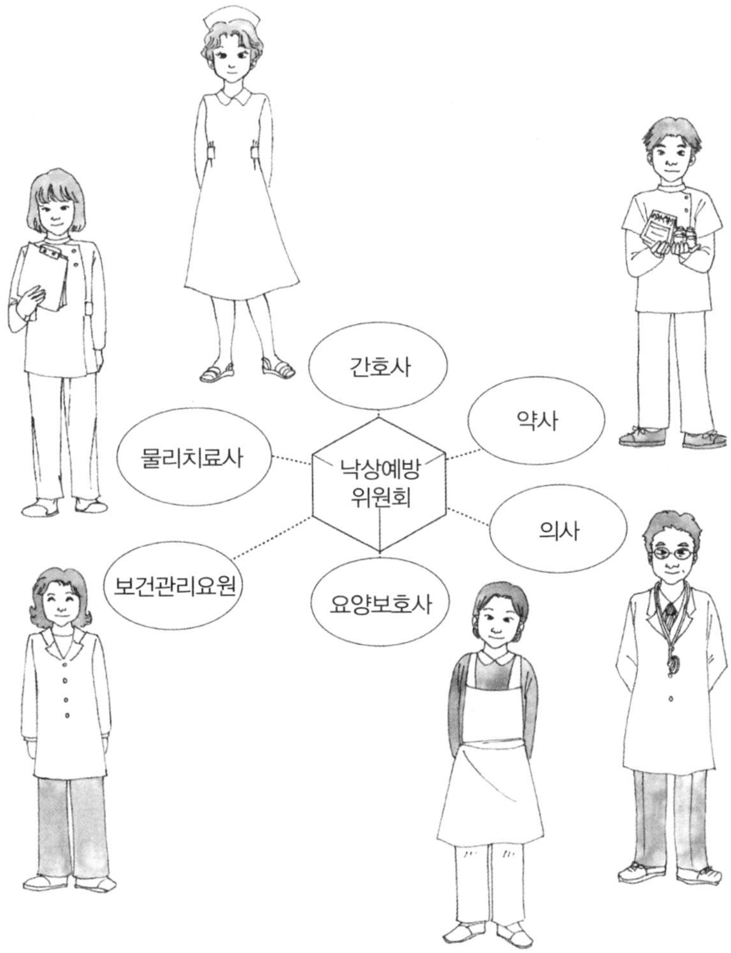


그림 1-5 낙상관리의 구성

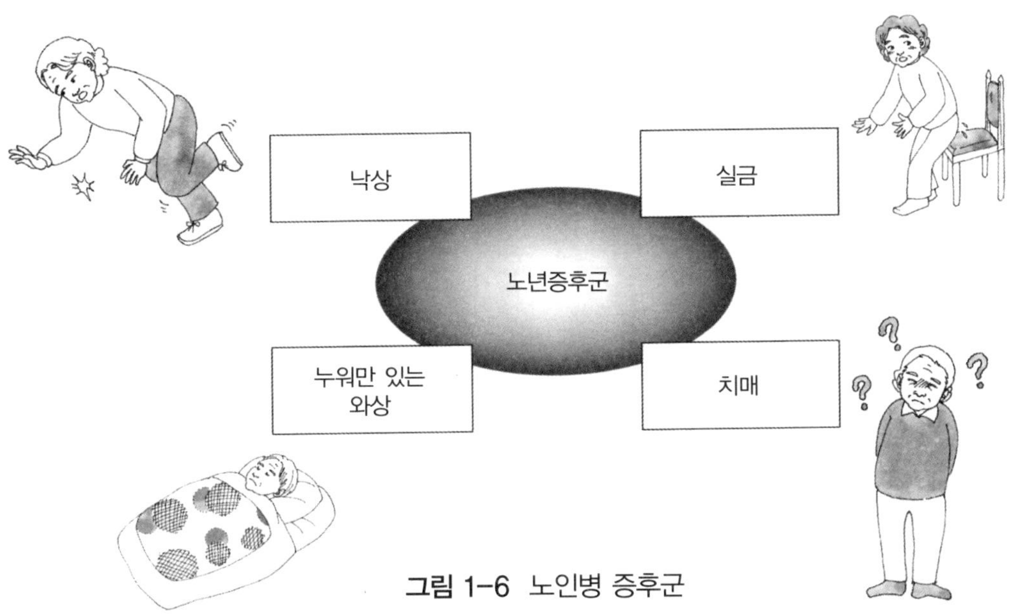


그림 1-6 노인병 증후군

한꺼번에 발생되는 것이 아니라, 각각이 위험 요인이 되어 노인의 신체기능을 저하시키는 것이다. 따라서 낙상이 흔히 발생되는 노인에서는 다른 증상도 병발하고 있지는 않은지 자세하게 관찰할 필요가 있다.

## B. 낙상의 관리 (넘어짐의 관리)

### Point 낙상관리의 목적

낙상관리는 낙상 보고서를 평가 분석하여 노인의 낙상 위험도 파악, 낙상 위험 평가, 낙상 고위험자 확인, 낙상관리 계획 수립, 낙상관리 실천, 평가, 재평가의 과정을 통하여 노인의 삶의 질을 유지 향상시키는 것이라고 말할 수 있다(**그림 1-7**). 시설관리자의 입장에서 낙상관리의 목적은 의료와 간호의 질을 확보하고 노인의 안전을 보장하는 것이다.

### Point 최근의 의료사고 발생 배경과 낙상 방지의 과제(그림 1-8)

노인의 낙상과 관련한 의료사고 문제가 증가하고 있다. 이것은 의료현장에서의 평균재원 일수 단축과 많은 관계가 있다. 입원기간 단축을 위하여 검사를 외래에서 하고, 수술 전일 혹은 당일에 입원하는 경우도 있다. 환자의 입퇴원이 빈발하고 환자의 상황을 충분히 파악할 수 없이 치료만 우선시 되고 있다. 입원환자도 고령화되고 있고, 치매증상을 가지고 있는 노인환자, 시력, 청력 기능이 저하된 노인환자도 증가하고 있다. 노인에게는 익숙하지 못한 입원생활에 대한 적응부전으로 낙상을 일으키는 일도 많다. 반면 치료로 인한 지나친 안정상태는 오히려 폐용 증후군, 섬망 등과 같은 증상을 일으켜 낙상하기 쉽게 만든다. 간호사는 이와 같은 노인의 심신의 상태를 충분히 이해하고 있지 못함으로, 이러한 노인의 인지기능, 생활기능 등 낙상에 관련된 노인 특유의 증상 등에 대해서는 전문적 평가를 할 필요가 있다.

### Point 부상을 입지 않은 낙상의 사고보고서

환자가 낙상해도 부상을 입지 않는 경우는 간호할 때 전혀 문제가 없는 것일까? 한 번이라도 낙상한 환자는 낙상재발의 가능성이 대단히 높다. 저자의 연구에서 낙상을 경험한 노인은 그렇지 않은 노인보다도 3개월 이내에 낙상 재발이 6배나 많았다[3]. 향후 발생 가능한 중증 낙상을 예방하는 의미로 낙상한 사실을 기재하고, 낙상의 원인을 자세하게 분석하기 위하여 보고할 필요가 있다. 사고보고서 외에 낙상 보고서를 작성하여 보고하는 것이 바람직하며 보고서를 기재하는 일이 낙상관리에 대한 의식도 높인다. 또한 직원 전

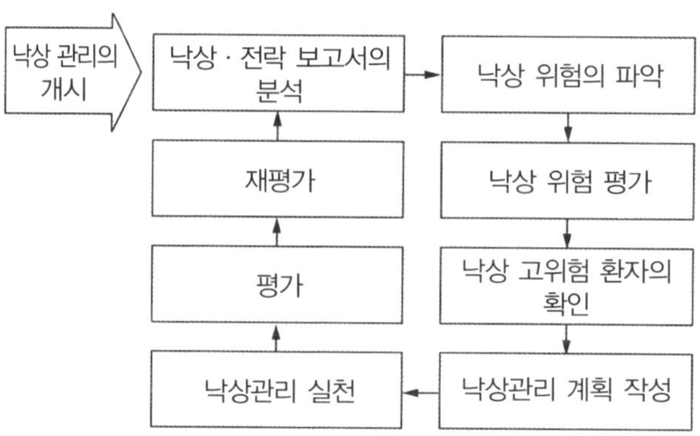


그림 1-7 낙상관리의 전개 과정

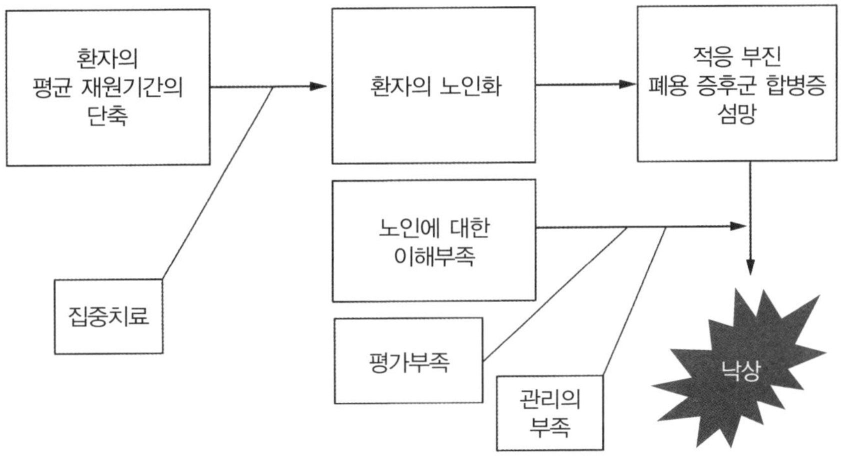


그림 1-8 최근의 의료사고 발생 배경과 낙상방지의 과제

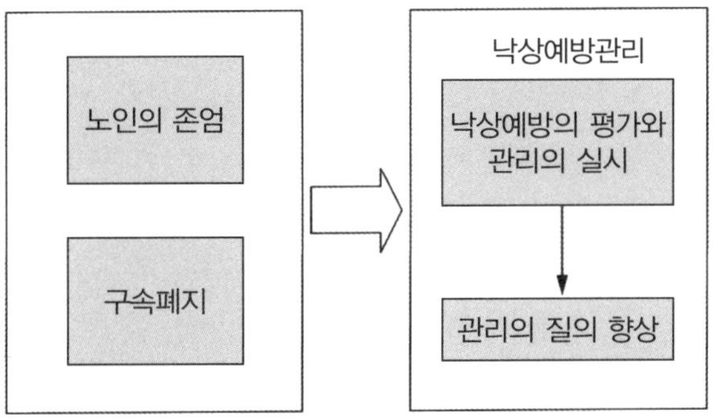


그림 1-9 노인의 존엄성과 간호 관리의 질

체에게 의식을 공통적으로 갖게 하는 일임과 동시에, 통일된 낙상관리를 위한 동기부여도 될 수 있을 것이다.

### Point 낙상관리와 노인의 존엄성

UN의 노인 권리선언에 의하면「노인은 배려되어야 하고, 또한 안전한 환경에서 보호, 재활, 사회적 또는 정신적 자극이 가능한 시설을 이용할 수 있어야 한다.」고 되어있다(1991년 12월 16일, UN총회「노인을 위한 UN원칙」). 노인을 위한 UN 선언은 노인의 자립, 참가, 관리, 자기실현을 도모하고 있다. 그 중에서도 특히 주목받는 것은 노인의 안전 생활 환경이 강조되고 있다는 것이다. 후쿠오카 구속폐지선언과 더불어 요양보험제도에서 신체구속이 금지되고 있는 것은 구속의 문제와 낙상은 동전의 앞뒤와 같은 관계여서 구속폐지에 수반되는 위험이 낙상위험이기 때문이다. "배려와 안전 생활 환경"이야말로 낙상관리의 바람직한 모습이라고 말할 수 있다. 노인의 존엄성을 중심으로 한 노인관리, 그것이야말로 낙상관리의 본질일 것이다(**그림 1-9**).

### Point 안전벨트의 안전성

일부 노인시설에서는 신체구속이「본인의 낙상사고를 막을 필요가 있다」라고 하는 전제를 가지고 행해지고 있다. 그러나 신체구속은 폐용 증후군을 일으켜 하지근력을 저하시킨다. 또한 구속 노인을 영원히 구속할 수는 없을 것이다. 신체구속은 하지근력을 저하시켜 구속이 중단된 때에는 폐용 증후군이 진행되고, 노인의 낙상 위험을 더욱 증가시키게 된다. 안전벨트는 안전은 확보하지만 그 대상의 인권을 무시하고, 누워있게만 하므로 관리라고도 말할 수도 있겠지만 신체구속은 노인 관리의 본질로부터 크게 일탈한 행위이다.

**사례**

인지기능도 저하되고 불안정한 상태가 반복되어 낙상 위험성이 높다고 생각되어 침대로부터의 낙상을 방지하기 위해 침대에 허리벨트를 장착한 노인환자가 있었다. 하지만 이 환자는 낙상이 반복되었다. 낙상은 자는 사이에 몸의 벨트를 풀어주고 나서 30분 정도 사이에 일어나고 있었다. 즉, 신체구속이 중단된 때였다. 신체억제가 중단되면 곧 바로 움직이고 싶은 것은 당연한 일일 것이다. 하지만, 마음을 단단히 먹고 구속을 중지한 후 활동이 자유로워지기 때문에, 불안정한 상태도 가라앉고 낙상도 없어졌다.

### Point 구속폐지와 노인관리

노인관리를 보다 쉽게 한다고 시행한 신체구속은 신체기능을 저하시켜 결과적으로 낙상의 발생을 더욱 증가시키게 된다. 이것을 노인 입장에서 보면 구속에 의해 예방할 수 있는 낙상보다 신체의 기능을 저하시켜서 커질 낙상의 위험이 더 문제가 되는 것이다. 구속 · 억제에 관해서 간호사의 윤리 규정을 분명히 하여 두는 것이 중요하다. 이 책에서는 낙상을 일으키는 근본적인 원인을 해결할 수 있도록 접근하는 것을 기본으로 하고자 한다. 예를 들면, 치매 노인의 주야역전, 배회나 흥분행동에 의한 낙상에서는 문제행동을 일으키는 원인을 명확히 하고 원인을 제거할 필요가 있다. 불안정한 보행 · 자세유지의 장애에서는 근력훈련, 적절한 보행 보조도구의 사용을 검토한다. 수술 후 섬망에 의한 낙상을 예방하기 위해서는 노인에게 익숙한 물건들을 침대 주위에 놓는다든지 가족과 면회를 시킨다거나 주야 리듬을 정돈해 주는 것이 좋다. 위에서와 같이 낙상의 근본적인 원인을 개선하여 낙상 감소를 유도하는 것이 낙상 관리라고 말할 수 있다.

### Point 구속하지 않고 낙상한 경우 부상의 책임 소재; 간호사 또는 시설

현재의 요양보험제도에서 낙상이 빈발하더라도 신체구속을 하지 않은 것에 대한 법적 책임을 묻는 일은 없다. 중요한 점은 신체구속 이후에 낙상예방 대책이 행해지고 있었느냐는 점이다. 낙상의 가능성과 그 예방책에 대하여 본인, 가족에게도 충분히 설명하는 것이 필요하다. 반대로 신체구속은 긴급하거나 불가피한 최소한의 경우에 한해야 한다. 구속으로 정신적 고통을 준다거나 신체 기능 저하로 생긴 낙상에는 신체구속에 의한 손해배상의 책임을 물을 가능성도 있다.

## ■ 참고문헌


1) Kellogg International Work Group on the Prevention Falls by the Elderly : the prevention of falls in the later life, Dan Med Bull, 34 supp.4, 1-24, 1987.
2) Morse JM, Black C, Oberle K, Donahue P : A prospective study to identify the fall-prone patient, Soc. Sci. Med., 28 (1), 81-86, 1989.
3) 平野良一監修：介護老人保健施設のリスクマネジメントマニュアル，全老健共済会，2001.

# 제 2 장

# 낙상 위험 평가(넘어짐 위험 평가)

노인 낙상의 약 80%는 낙상 위험도 측정으로 예측이 가능한 낙상이다. 노인 낙상은 낙상 위험도 평가와 예방 간호의 개입으로 예방이 가능하다. 낙상예방은 낙상위험도 평가가 가장 중요하다.

## A. 낙상 위험도 평가 (넘어짐 위험도 평가)

### Point 낙상 위험도

역학에서 위험(risk)이란 일반적으로 질환 이환 가능성[1)]을 말하고, 낙상 위험도는 "낙상을 일으킬 위험성 정도"라고 말할 수 있다. 간호사는 낙상 위험도를 전문적으로 평가할 필요가 있다. 낙상 위험인자를 **그림 2-1**에 정리하였다. 낙상 위험인자는 크게 신체적 위험인자로 순환기계, 신경계, 근골격계, 시각 요인이 있고, 약물, 환경요인, 노화 등이 있다. 이러한 요인에 과거의 낙상경험, 낙상공포, 보행 · 이동능력 저하 등의 영향이 추가된다. 과거의 낙상경험과 낙상한 일로 인한 낙상에 대한 공포나 불안감(낙상공포)은 보행기능을 저하시켜 낙상을 유발할 수 있다.

### Point 낙상 위험 평가

낙상 위험 평가는 노인의 낙상 발생을 예측하기 위한 평가 도구로 이용되고 있다. 그러나 낙상 위험 인자가 있다고 실제 낙상을 전부 일으킬 수 있는 것은 아니며 대상자의 건강수준에 의하여 주의해야 할 항목이 달라진다. **그림 2-1**은 일반적인 낙상 위험인자로서 실제로 낙상 위험도 평가를 위한 항목은 임상적인 낙상 보고서, 낙상 사고 보고서로부터 판단하는 방법이 간편하다. **그림 2-2**와 같이 이 책에서는 낙상을 여러 가지로 분류하고 있기 때문에 각 장에서 해당하는 낙상 위험 관리 내용을 참고하는 것이 좋을 것이다.

### Point 낙상 위험 평가의 활용

낙상 위험이 명백하게 되면 항목들을 정리하여 낙상 위험 평가 지표로 삼지만, 수시로 평가할 수 있게 체크리스트 표로 진료기록카드에 끼워두거나 처방집에 집어 넣어두면, 일상의 간호업무에 더 사용하기 쉬울 것이다. 낙상 위험 평가지표를 체크하는 것으로 고위험 환자가 결정된다. **그림 2-3**에 안전보호 스티커를 표시했다. 이것은 미국의 병원에서 볼 수 있는 스티커이며 모든 의료진에게 환자가 고위험 환자라는 것을 보여주기 위하여 디자인된 것이다. 환자의 차트, 처방집, 관리계획서 혹은 환자의 침대 사이드에 비치해 의료진이 낙상관리에 힘쓰도록 유도하는 역할을 하고 있다. 낙상 위험 평가가 실시된 후 낙상 고위험 환자는 병실 명찰의 색깔로 식별할 수 있게 하는 등 간호사가 근처를 지날 때에 반드시 환자의

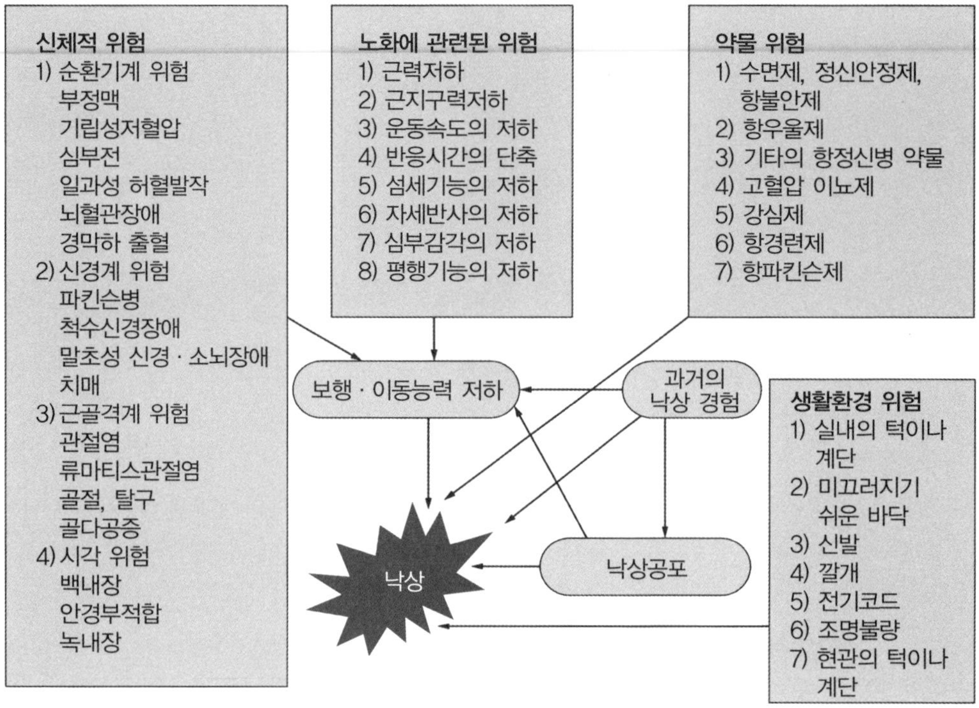


**그림 2-1** 낙상 위험인자와 낙상의 발생

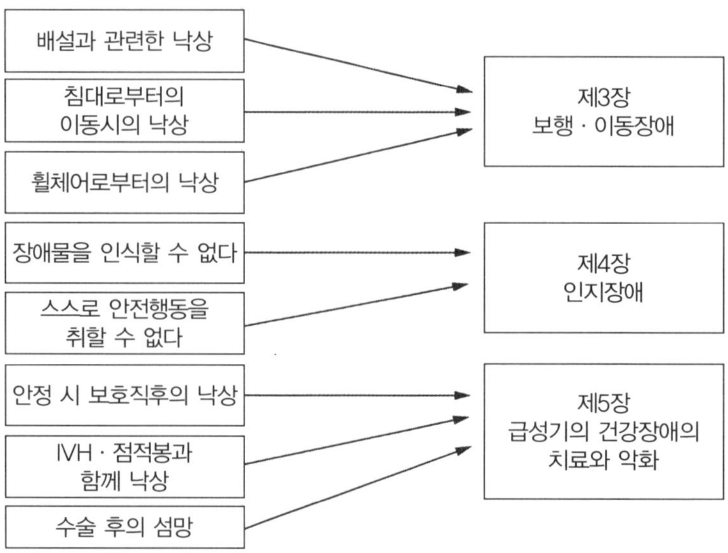


**그림 2-2** 낙상 보고서에 흔히 볼 수 있는 환자의 신체 상황과 낙상 관리

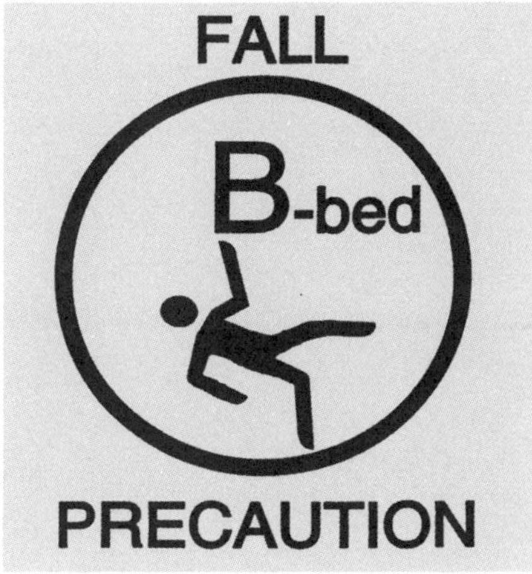


그림 2-3 안전경고 스티커

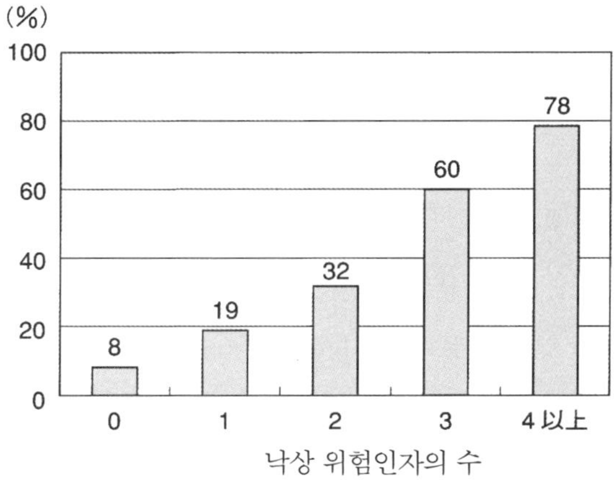


그림 2-4 낙상 위험인자의 수에 따른 낙상 발생률

상태를 확인할 수 있기 위한 표시를 각 병원에서 연구해 보는 것이 좋을 것이다.

### Point 낙상 고위험 환자의 대응

낙상 위험 평가지표를 체크하는 것으로 고위험 환자가 확정된다. 고위험 환자에 대해서 낙상예방에 관한 개별적 관리 계획을 작성하는 것으로 낙상관리가 확실히 실천되어진다. 실천 내용에 관해 평가하고, 만일 낙상하였다고 해도 무엇이 부족했는지 분석할 수 있다. 사전에 본인과 가족에게 낙상 고위험 환자임을 설명하고, 낙상관리 실시의 필요성에 관하여 말해 놓을 수 있다. 이 경우 가족에게 우발적 낙상의 가능성에 대해 설명해 놓으면, 만일 낙상하였다 하더라도 가족이 납득할 수 있을 것이다. 낙상 고위험 환자를 병동스텝 전체가 검토하고, 관리계획 내용도 회의를 통해 확인한다면 효과적일 것이다.

### Point 낙상 위험빈도와 낙상 발생률

위험이란 주로 역학에서는 누적 이환율을 말한다. 역학연구에서 낙상 위험인자 연구로 Tinetti[2]가 낙상 위험인자 수로 낙상 발생률을 계산한 결과(**그림 2-4**), 무낙상 위험인자는 8%, 1위험인자는 19%, 4위험인자 이상은 78%였다. 즉, 낙상 위험인자를 중복으로 갖고 있는 고위험 낙상자에 대해서는 예방 간호의 개입 관리를 적절히 실시하는 것으로 낙상예방이 효과적으로 이루어질 수 있다는 것이다.

## B. 낙상 고위험 환자 (넘어짐 고위험 환자)

### Point 낙상 고위험 환자

낙상 위험 인자를 중복으로 갖고 있는 노인으로, 낙상을 반복함으로써 일상생활동작(activity of daily living; ADL) 수행이 저하되고 최종적으로 와상 노인이 되기 쉽고, 낙상뿐 아니라 실금, ADL 의존 등 다른 노인병 증후군 증상도 가지고 있다. 따라서 낙상예방만이 아니라 종합적 관리를 진행시킬 필요가 있다. 특히 낙상 고위험 환자에게는 뇌혈관장애, 파킨슨병, 혹은 ADL 저하, 폐용 증후군 등이 중요하게 작용한다.

### Point 뇌혈관장애 노인의 낙상

뇌혈관질환은 와상의 주된 요인으로 낙상을 일으키는 대표적 질환이다. 급성기에 뇌의 급격한 순환장애로 의식장애를 일으키는 일과성 뇌허혈 등도 있다. 낙상과 연관된 경우의 대부분은 뇌경색, 뇌출혈 등의 회복기 재활 시에 일어나고, 이동동작의 훈련단계 중 병동에서 낙상이 잘 발생한다. 재활훈련 도중에는 환자가 상당히 의식하여 동작을 시행하므로 낙상이 적지만, 야간에 병동에서 용변을 위하여 침대에서 나오려고 하다가 균형을 잃고 낙상하는 일이 많다. 만성기에는 편마비, 운동실조, 시야장애 등의 신경증상[3]으로 지각장애, 보행장애 등을 일으켜 낙상하기 쉽다. 장애와 연관된 국소증상이 단독으로 일어나는 경우는 **그림 2-5**와 같지만 만성기에는 뇌혈관성 치매 등이 더 생길 수 있고, 인지기능장애, 고혈압 등의 합병증도 추가될 수 있으므로 낙상 위험이 더 높아진다.

### Point 파킨슨병 노인의 낙상(그림 2-6)

파킨슨병은 진전, 경직, 동작 불능이 3대 증상이고, 낙상의 최고 위험 요인인 보행과 자세장애를 일으킨다. 자세반사장애, 저혈압, 배뇨, 배변장애 등도 낙상을 일으키는 요인이다. 동작장애로는 동작 개시 및 동작 중 움츠리는 현상, 동작 바꾸기 곤란, 동작속도의 지연, 공동 동작의 감소, 바로 일어서기 · 평행반응의 장애[3] 등이 있다.

보행장애는 자세균형장애(자세반사 장애, 돌진현상, 가속보행)가 자세를 매우 불안정하게 할 뿐 아니라, 체축 회전장애가 있어 앞으로 걸려 넘어지거나 미끄러지는 경우에 자세를 반사적으로 되돌릴 수가 없다. 바로서기 반사란 공간 내 정상

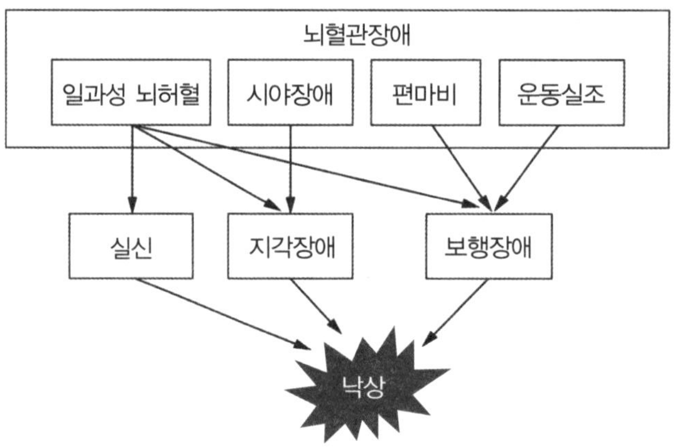


그림 2-5 뇌혈관장애의 증상과 낙상

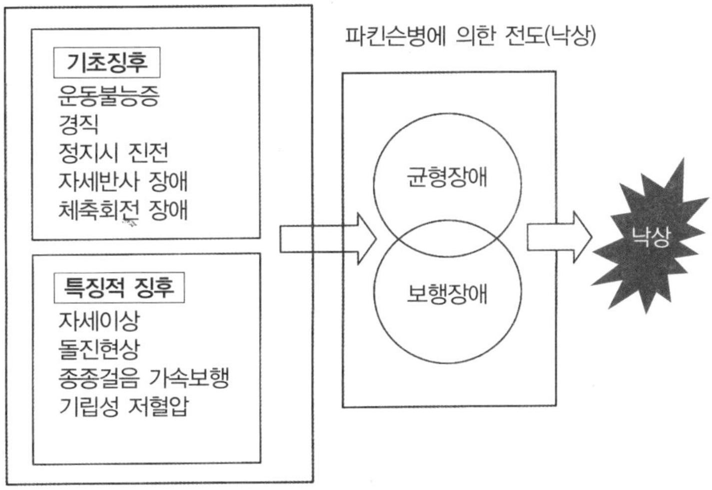


그림 2-6 파킨슨병에 의한 낙상

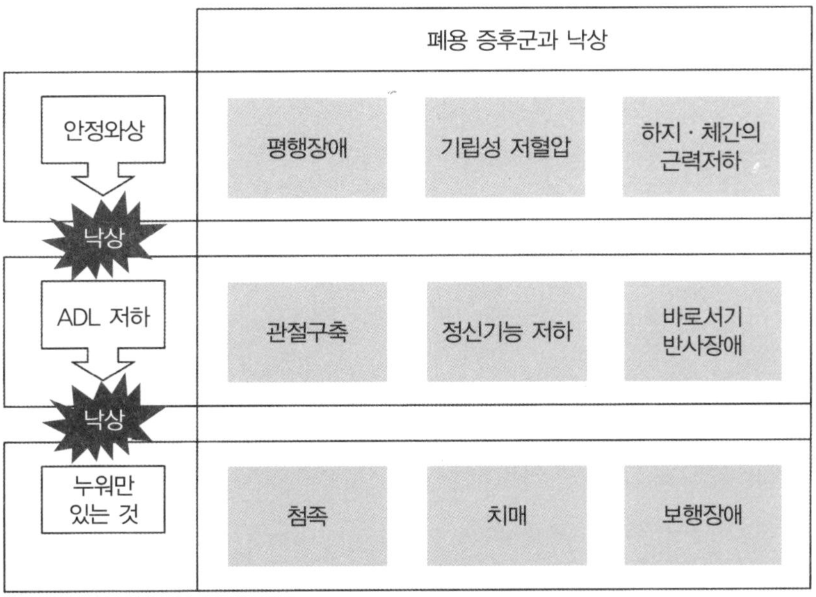


그림 2-7 폐용 증후군과 낙상

적 위치를 유지하려고 하는 반사로서 낙상을 예방하기 위한 가장 중요한 반사이다. 발의 뒤꿈치, 앞끝 등이 충분히 올라가지 않는 종종걸음, 보행을 시작할 때에 일어나는 움츠림 발 현상 등의 보행은 장애물이 있거나 하면, 곧 낙상과 연결된다. 보행동작은 끊임없이 전방으로 넘어지려고 하는 경향을 극복하고 동시에 균형을 되돌리고자 하는 과정이라고 한다면, 바로서기 반사장애는 보행 시에 낙상과 연결되는 최대의 요인이 된다.

### Point 폐용 증후군 때문에 생긴 낙상 (그림 2-7)

장기 와상 또는 안정때문에 생긴 이차 장애인 폐용 증후군은 골격근 위축을 일으킨다. 절대안정 상태로 근육운동을 하지 않으면 1주 사이에 10~15% 근력저하를 일으킬 수 있다. 폐용 증후군은

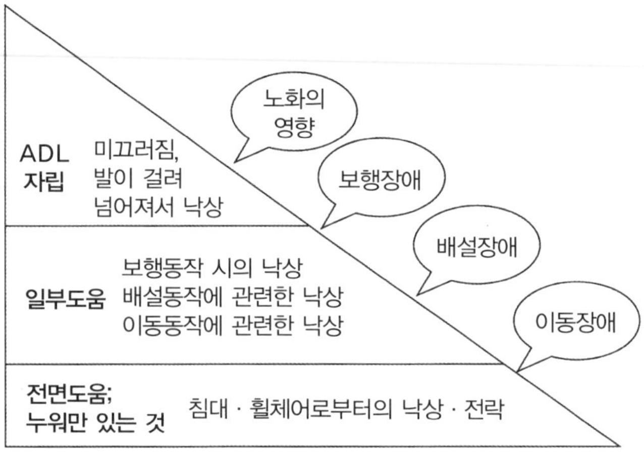


그림 2-8 ADL 저하와 낙상 상황

평형감각장애, 기립성 저혈압[4] 등도 일으킨다. 일상생활동작 저하는 관절구축, 의욕 저하, 정신기능 저하, 바로 서기 반사 등 자율신경기능을 저하시켜 이차적 폐용 증후군을 악화시킨다. 나아가서 낙상 빈도가 증가하고 낙상을 반복하기 때문에 누워만 있게 된다. 누워만 있는 무동작 상황은 보행장애, 첨족을 일으킬 뿐 아니라, 정신기능도 더욱 나빠지게 만들어, 뇌혈관장애 등의 기왕력이 있으면 뇌혈관성 치매를 일으키는 등 악순환에 빠진다.

### **Point** ADL 저하(보행기능저하)에 의한 낙상

ADL 중 보행동작 저하가 가장 낙상을 일으키기 쉽다. 보행동작 기능이 저하되면 목욕동작, 이동동작 등도 불안정하게 된다.「발이 먼저 나이를 먹는다」라는 말이 있듯이 건강한 노인이라도 관절 움직임이 감소하여 뒤꿈치나 발 앞끝이 올라가지 않는 등 보행은 노화의 영향을 받기 쉽다. 발을 조금 좌우로 넓혀서 종종걸음을 걷고 조금 앞으로 구부러진 자세로 고관절에 굴곡이 생긴다. 팔의 흔들림이 부족하고 방향전환이 부드럽게 되지 않거나 보행 시작이 어렵거나 흔들흔들하는 경향이 있고, 앞으로 넘어지기 쉬운 특징을 가지며, 어떤 경우에도 갑자기 불안정한 상황으로 변해 낙상을 일으키기 쉽다. 보행환경 변화에 의한 보행속도, 소요시간도 젊은이에 비해 노인에서 매우 느리며 보행능력도 저하되는 경향을 보인다. 신체 중심의 흔들림을 측정하면 10대에서 50대까지는 큰 변화를 보이지 않지만, 그 후에는 나이가 많아질수록 신체중심의 흔들림이 심해지고 노화와 더불어 보행능력뿐 아니라, 직립기능도 저하된다.

노인의 보행동작을 관찰하면 보행속도의 저하(빠르기), 종종걸음, 움츠린 걸음, 흔들흔들함, 신체의 흔들림 등이 있다. 파킨슨 증후군에 의한 움츠린 걸음걸이, 뇌혈관장애에 의한 편마비성 보행장애 등의 병적보행장애(pathologic gait)[5]도 포함시켜 관찰할 필요가 있다. 특히 낙상과 관련이 있는 것은 한 걸음의 거리가 단축되고, 양하지 지지기의 증가, 유각기의 뒤꿈치 거상(발가락 들림) 및 입각기 초의 발가락 앞끝 들림이 안되어 계단이나 장애물이 있어도 그것을 뛰어넘을 수 없다거나 발에 걸려서 자세의 균형이 망가지기 쉬운 것이다.

### **Point** ADL 저하(용변기능저하)에 의한 낙상

노화에 따른 신장기능 및 용변기능의 저하로 노인은 빈뇨 경향이 있다. 특히 문제인 것은 야간

배뇨이다. 빈뇨 때문에 야간에 필연적으로 화장실 가는 횟수가 증가하고, 용변 관계 낙상이 증가한다. 배뇨때문에 야간에 급하게 일어나다 기립성 저혈압을 일으키며, 이불에 발이 걸려 넘어지는 등의 경우도 있다. 침실부터 화장실까지의 거리는 되도록 짧은 것이 바람직하다. 노쇠 노인일수록 이러한 경향이 강하고, 노인복지시설 입소자에서 야간 낙상이 많다는 보고도 그 까닭이다. 야간에 용변을 위해 일어나서 이불이나 복도, 방의 문턱에 걸려 넘어지거나 변기로 가다가 흔들리거나 미끄러져서 균형을 잃고 낙상하는 경우가 많다. 낙상과 실금은 서로에게 위험요인으로 되어 있고, 상호관계는 충분히 밝혀지지 않았지만, 넘어지기 시작하거나 여러 차례 낙상한 경우에는 실금이 병발하고 있지 않은가 평가할 필요가 있다. **그림 2-8**에 ADL 저하와 낙상 상황에 대하여 제시하였다.

### Point ADL 저하(재활훈련 중)에 의한 낙상

재활의 경우, 「할 수 있는 ADL」과 「하고 있는 ADL」의 구별이 필요하다고 지적되고 있다. 물리치료실에서 「할 수 있는 ADL」과 병동 등 생활 현장에서 실제 「하고 있는 ADL」은 다르다. 「할 수 있는 ADL」은 물리 또는 작업치료사 등의 지도관찰 아래에서는 가능하지만, 병동에서 완전 자립으로 가능한 것이 아니다. 그러나 노인이 느닷없이 할 수 있다고 생각해 병동에서 독단적으로 행동해서 낙상하고 마는 경우가 있다. 재활훈련 중에 낙상이 다발하는 것은 이러한 상황 때문이다. 간호사도 노인의 「할 수 있는 ADL」과 「하고 있는 ADL」을 파악하여, 「할 수 있는 ADL」을 병동에서 「하고 있는 ADL」이 될 수 있도록 일상생활 훈련 중에 도움을 줄 필요가 있다.

## C. 낙상 위험 평가 도구

### Point 낙상 위험 평가 도구

낙상 위험 평가 도구란 근거 있는 위험인자를 점수화하여 낙상 고위험인지 아닌지를 평가하는 지표이다. 대표적인 캐나다의 Mose 낙상척도(**표 2-1**)는 6항목으로 되어있어 캐나다 임상에서 실질적으로 사용되고 있다. 환자의 상황에서 6항목을 평가하여 점수를 환산한다. 점수는 0~125점으로 점수가 높을수록 낙상경향을 보이게 된다. 따라서 낙상 위험 척도가 높은 노인부터 관리 계획을 하는 것이 가능하게 된다.

### Point 병원, 병동의 낙상 위험 평가 도구

낙상 위험인자를 찾아보기 위해서 낙상보고서 등을 통해 판단하고, 낙상 평가 도구를 작성하는

**표 2-1** Mose 낙상척도 (The Mose Fall Scale)

| | |
|---|---|
| 1. 낙상병력 | 없다 : 0 |
| | 있다 : 25 |
| 2. 합병증 | 없다 : 0 |
| | 있다 : 15 |
| 3. 보행 시 도움 | 없다, 침상안정, 간호사 도움 : 0 |
| | 목발, 지팡이, 보행기 : 15 |
| | 가구 등으로 지탱하는 걸음걸이 : 30 |
| 4. 정맥내 수액요법 | 없다 : 0 |
| | 있다 : 20 |
| 5. 보행 | 정상, 침상안정, 휠체어 : 0 |
| | 불안정 : 10 |
| | 보행장애 : 20 |
| 6. 정신상태 | 자신의 능력을 이해하고 있다 : 0 |
| | 과잉평가, 제한을 잊어버린다 : 15 |

〔文献 6〕 Mose, JM, et al : Development of a Scale to Identify the Fall-Prone patient, Canadian Journal of Aging, 8 (4), 1989〕

방법도 있다. 연구 목적으로 만들어진 경우에는 낙상하지 않았던 대조군과 비교하여 결정하면, 더욱 적절한 평가도구를 작성할 수 있다. 건강장애, 기능장애, ADL 등 소위 일반적인 낙상 위험도를 평가하고, 낙상한 노인과 낙상하지 않았던 노인(대조군)을 비교한다. 통계학적 검정을 행할 때에는 「있다」, 「없다」의 2개 이상 선택지가 있는 자료로 카이 스케어 검정이 사용된다.

예를 들면, 환자 181명 중 입원 시 평가에서 뇌혈관장애 노인은 29명이었다. 1년 경과 후 낙상한 노인이 49명, 낙상하지 않았던 노인이 100명이었고, 뇌혈관장애 노인 29명 중 낙상한 사람은 19명(65.5%)이었다. 카이 스케어 검정으로 낙상과의 연관을 SPSS Ver.10으로 검정하면 아래와 같이 된다(**표 2-2, 2-3**).

계산 결과, 카이 스케어 값은 13.74로 뇌혈관장애 노인이 유의하게 더 낙상하고 있음을 알았다. 따라서 뇌혈관장애는 낙상의 유의한 위험인자인 것이 확실해졌다.

Mose scale과 같이 낙상지표를 점수화한 경우에는 위험 정도를 추정하고 참고하는 데에 사용하기 좋다. 전향조사연구의 경우, <낙상 코호트 = 없다 >에 대해 선택 상대 위험도가 2.041로 뇌혈관장애가 있는 사람은 없는 사람에 비교해서 2배 낙상하기 쉽다는 것이 확실해졌다. 낙상관리를 연구로 접근할 경우에는 다시 한 번 위험인자가 되는 변수 간 교락인자(둘 이상의 변수가 상호 결합해서 생기는 요인)의 영향도 생각하여, 다변량 분석(다중 로지스틱 분석)을 실시하는 것이 이상적이다.

**표 2-2 뇌혈관장애와 낙상의 교차표**

| | | | 낙상 | | 합계 |
|---|---|---|---|---|---|
| | | | 없다 | 있다 | |
| 뇌혈관 장애 | 없다 | 점수 | 107 | 45 | 152 |
| | | 뇌혈관 장애 % | 70.4 | 29.6 | 100.0 |
| | 있다 | 점수 | 10 | 19 | 29 |
| | | 뇌혈관 장애 % | 34.5 | 65.5 | 100.0 |
| 합계 | | 점수 | 117 | 64 | 181 |
| | | 뇌혈관 장애 % | 64.6 | 35.4 | 100.0 |

**표 2-3 카이 스케어 검정**

| | 값 | 자유도 | 점근유의확률(양측) | 정확유의확률(양측) | 정확유의확률(편측) |
|---|---|---|---|---|---|
| Pearson 카이 스케어 | 13.741[b] | 1 | .000 | | |
| 연속수정[a] | 12.215 | 1 | .000 | | |
| 우도비 | 13.133 | 1 | .000 | | |
| Fisher 직접법 | | | | .000 | .000 |
| 선형과 선형 연관성 | 13.666 | 1 | .000 | | |
| 유효 case 수 | 181 | | | | |

a. 2×2표에 대해서만 계산

b. 0셀(.0%)는 기대도수가 5 미만. 최소기대도수는 10.25

표 2-4 위험추정

| | 값 | 95%신뢰구간 | |
|---|---|---|---|
| | | 하한 | 상한 |
| 뇌혈관장애(없다/있다)의 odds비 | 4.518 | 1.948 | 10.477 |
| cohort낙상 = 없다 에 대해 | 2.041 | 1.223 | 3.407 |
| cohort낙상 = 있다 에 대해 | .452 | .315 | .648 |
| 유효 case 수 | 181 | | |

### Point 표 계산 소프트웨어를 사용한 계산

현재 기본적 통계학적 검정은 컴퓨터 도표계산 소프트웨어(excel 등)에서도 계산할 수 있다.

① **표 2-5**와 같이 입력한다.

② 피벗테이블을 사용하여 **표 2-6**과 같이 교차표를 작성한다.

③ 피벗테이블을 복사하여 다른 워크시트에 붙인다. **표 2-7**에 교차표의 셀에 위치를 표시한다.

④ odds비=(B3/C3)/(B4/C4)이기 때문에 셀에

표 2-5 excel 상의 data

| | A | B | C |
|---|---|---|---|
| 1 | 환자 ID | 낙상 | 뇌혈관 장애 |
| 2 | 1 | 없다 | 있다 |
| 3 | 2 | 없다 | 없다 |
| 4 | 3 | 없다 | 없다 |
| 5 | 4 | 없다 | 없다 |
| 6 | 5 | 없다 | 없다 |
| 7 | 6 | 있다 | 있다 |
| 8 | 7 | 있다 | 있다 |

표 2-6 피벗테이블에 의한 집계

| data 개수/뇌혈관 장애 | 낙상 ▼ | | |
|---|---|---|---|
| 뇌혈관 장애 ▼ | 있다 | 없다 | 총계 |
| 있다 | 19 | 10 | 29 |
| 없다 | 45 | 107 | 152 |
| 총계 | 64 | 117 | 181 |

표 2-7 교차표 셀의 위치

| data 개수/뇌혈관 장애 | 낙상 ▼ | | |
|---|---|---|---|
| 뇌혈관 장애 ▼ | 있다 | 없다 | 총계 |
| 있다 | B3 | C3 | 29 |
| 없다 | B4 | C4 | 152 |
| 총계 | 64 | 117 | 181 |

**표 2-8 낙상예방 평가지**

| 위험 인자 평가 | 일자 | | | | | | |
|---|---|---|---|---|---|---|---|
| | 시간 | | | | | | |
| | 점수 | | | | | | |
| 65~70세 | 0.5 | | | | | | |
| 80세 이상 | 1 | | | | | | |
| 혼란(침대에 있도록 지시 받았음에도 지킬 수 없다) | 2 | | | | | | |
| 흥분 등에 의해 잠자리 벗어나기 | 5 | | | | | | |
| 위험인자와 관련있는 이전의 낙상 | 1 | | | | | | |
| 이동장애, 균형장애, 보행장애 | 1 | | | | | | |
| 일반적 노쇠도 | 1 | | | | | | |
| 용변상태의 변화(빈도, 실금, 긴박성, 이뇨제 등) | 1 | | | | | | |
| 약물요법(항불안제, 정신안정제, 수면제, 마취제 등) | 1 | | | | | | |
| 부동상황 | 0.5 | | | | | | |
| 위험 요인 평가 점수 | | | | | | | |
| level 1 득점 0.5~2.0 | | | | | | | |
| level 2 득점 2.5~4.0 | | | | | | | |
| level 3 득점 4.5이상 | | | | | | | |
| 환자에게 낙상예방교육 실시 | | | | | | | |
| 간병가족에게 낙상예방교육 실시 | | | | | | | |
| 간호사 서명 | | | | | | | |

〔文献 9) Heslin K et al : Managing fall : Identifying population specific risk factors and prevention strategies, In : Funk SG, et al (EDS) : Key aspects of elderly care-managing falls, and cognitive impairment, 70-88, 1992, Springer Pub, New York〕

=(B3/C3)/(B4/C4)의 계산식을 입력하면 4.518이 계산된다. 카이 스케어 검정을 excel 계산식을 사용하여 산출한다.

A=((B3＊C4－B4＊C3)＊(B3＊C4－B4＊C3))＊D5

B=(B3＋C3)＊(B4＋C4)*(B3＋B4)＊(C3＋C4) $x^2$=A/B $x^2$=13.74

자유도=(n－1)＊(n－1)2＊2의 교차표기 때문에 자유도=1[7]

⑤ 다음으로 카이 스케어 분포를 조사한다.
도구 바의 관수의 붙임 → 통계 → CHINV[8]로 하고, 확률 0.05, 자유도 2로 하면 5.991이 된다.

가설 : 낙상과 뇌혈관 장애는 관계가 없다.

검정통계량 $x^2$=13.74 〉 $x^2$ (2;0.05)=5.991

즉, 검정통계량, 가설은 기각되기 때문에 낙상과 뇌혈관장애는 어느 정도의 관련이 있다는 결과를 얻을 수 있다.

### Point 낙상 위험 평가지표의 사용방법

낙상 위험이 확실하면 위험항목을 정리하고 점수화한 것이 낙상 평가 도구가 된다. 수시 평가할 수 있도록 체크리스트 표로 차트에 끼워두거나 처방집에 넣으면, 일상 간호업무 중에 사용하기 쉬울 것이다. 낙상 평가 지표를 체크하는 것으로 고위험 환자를 확정한다. 고위험 환자는 미리 낙상예방에 관한 개별적 관리 계획을 작성하는 것으로 낙상예방을 효과적으로 실시한다. 앞에 Mose의 낙상척도를 표시하였다. **표 2-8**과 같이 3단계로 나누어서 관리 계획을 구분하는 경우도 있다. 그와 동시에 위험항목이 적고 간편하며, 낙상 예측이 더 확실한 지표가 사용하기 편하다.

### Point 낙상 위험 평가 시기

낙상관리 과정(**그림 2-9**)에서 중요한 것은 낙상위험 평가이다. 평가표 혹은 체크리스트를 작성하면 좋고, 정기적으로 평가할 필요가 있다. 낙상 위험 평가 후에는 낙상관리의 계획, 실시, 평가, 재평가를 해야 한다. 노인시설 등에 입원하고 있는 만성요양상태 노인은 2~3개월마다 평가하는 것이 바람직하다. 또한 1. 낙상 발생, 2. ADL 저하, 3. 건강상태 변화, 4. 인지기능 변화가 인지된 경우에는 재평가할 필요가 있다. 낙상 위험인자가 발견된 경우에는 그 낙상 위험인자가 어떻게 낙상을 유발하는지 분석하고 관리 기준을 참고하여 낙상관리 계획을 시행한다. 낙상 위험인자가 중복된 낙상 고위험 환자, 예를 들면, 보행장애에, 치매가 있고 낙상 경험이 있는 노인과 같이 낙상위험인자 수가 많은 대상자부터 관리 계획을 세우고 검토한다.

## D. 낙상예방 관리의 시스템화

### Point 낙상관리의 시스템화

낙상예방은 간호 관리에 있어 매우 중요한 부분으로 당연히 다루어지고 있다. 그러나 노인이 많은 노인복지시설, 노인보건시설, 요양병상에서는 낙상예방 관리를 시스템화할 필요가 있다. 시스템화하기 위한 기본은 앞에서 열거한 낙상 위험 평가지만 낙상관리를 실천하는 데 있어서 담당 간호사의 노력만으로는 교대 근무 등의 문제가 있어 효과적으로 실천할 수가 없다. 효과적 낙상예방을 수행하기 위해서는 낙상예방을 시스템화 할 필요가 있다.

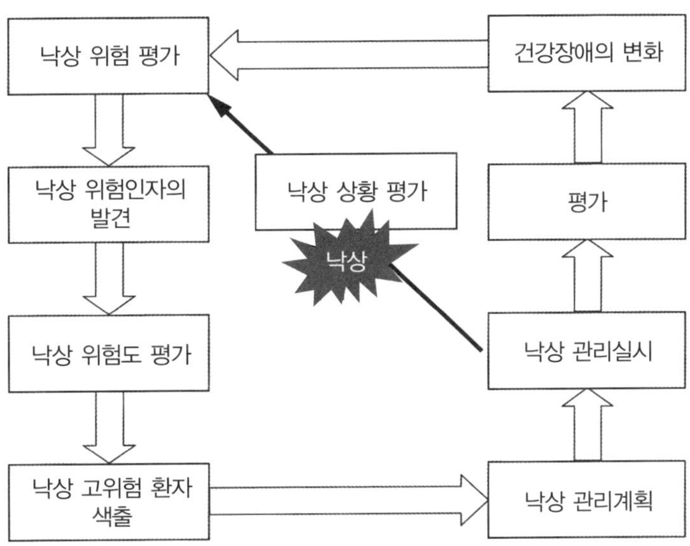


그림 2-9 낙상 관리 과정

**Point 낙상예방위원의 활동 범위**

낙상예방위원은 병동에서 정기 병동 회의나 낙상사례 검토 회의를 실시한다든지 낙상예방위원회의 보고 등을 각 병동 스텝에게 전달하는 등 낙상예방활동을 추진해 나가는 역할을 담당한다. 낙상예방위원은 간호직원뿐 아니라 시설 내 전체 직원의 낙상예방에 관한 관심이나 의욕을 높이고, 낙상 위험에 관한 지식 보급이나 위험 평가방법 등을 지도하는 직원교육을 시행한다. 직원 교육용 뉴스레터(**그림 2-10**) 등도 효과적이다. 특히 낙상 고위험 환자의 낙상관리에 대해서 정기 사례 검토 회의를 시행하거나 관리평가의 분석결과 등을 정기적으로 보고한다. 또한 낙상예방위원은 낙상 위험인자의 명확한 구분, 관리의 기준화, 앞에 열거한 각 병동의 낙상율 산출, 월 별 낙상율 추이, 낙상 고위험 환자 사례의 검토, 관리의 평가 및 수정 등을 추진한다.

**Point 낙상율(fall rates) 산출**

낙상 빈도를 평가하는 방법으로 낙상율 산출이 있다. 낙상율은 지역 조사의 경우, 1년간 관찰기간을 기준으로 하는 것이 많다. 임상 환자는 입퇴원의 문제가 있기 때문에 낙상율 계산을 통일할 필요가 있다. 또 임상 낙상율의 산출은 낙상예방의 관리 계획, 즉, 간호 개입 연구와 연결되기 때문에 1년이라는 기간이 아니라, 매월 혹은 수개월마다 산출하면 일정한 기간 동안의 입원환자 관리 계획 평가 지표로 될 수도 있다.

우리 나라에서는 낙상자/대상자×100으로 산출하는 낙상율이 일반적이지만, 구미에서는 아래와 같이 인구 1,000명 당 낙상율을 산출하는 방법이 추천되고 있다. 그 밖에 입원환자의 낙상율, 낙상위험환자의 낙상율, 침대 수 대비 낙상 수, 낙상확률, 상해율에 대해 소개하고자 한다.[4]

인구 1,000명당 낙상율(통상 1년간)

$$= \frac{\text{낙상자의 수}}{\text{대상자}} \times 1{,}000$$

저자가 실시한 조사를 예로 들면 대상자 534명에게서 과거 1년간 낙상한 자는 113명으로 인구 1,000명당 낙상율은 211.6명이 된다.

**Point 입원환자의 낙상율(fall rates) 산출**

입원환자의 경우에는 입퇴원 등으로 환자의 출입이 있기 때문에 환자의 총 재원일수로부터 낙상건수를 나누는 방법이 연구에서 사용되고 있다.

입원환자의 낙상율(patient fall rate)

$$= \frac{\text{낙상건수}}{\text{환자의 총 재원일수}} \times 1{,}000$$

**표 2-9**에서는 Mose에 의한 낙상율의 산출 예를 제시했다[8]. 이것으로부터 낙상율을 산출하여 보면 1986년 전체 입원환자의 낙상율은 재원일수 1,000일 대비 2.9명, 급성기 2.8, 장기요양형 3.0이다. 이 경우, 같은 환자가 낙상을 2회 반복했을 때, 2회가 낙상건수로 간주된다. 이 계산에 의한 낙상율은 통상 1년간의 환자재원일수, 낙상건수가 사용될 때가 많다. 실제로 종합병원에서 총 재원일수를 환산한다는 것은 시간이 걸리기 때문에 낙상건수를 비교하고 있는 것이 현실정이다.

**Point 낙상 보고서**

낙상 보고서는 낙상의 실태를 객관적으로 기록하고 정리하기 위해서 필요하다. 보고서들을 일정기간동안 축적, 자료를 정리하였다가 전 직원에게 보고하지 않으면 안 된다. 개개 낙상 상황을 자세하게 파악할 필요가 있지만 공통의 내용도 정리할 필요가 있다. 낙상 장소, 낙상 상황, 낙상 원인, 환경 원인, 낙상에 의한 외상, 그 후의 경과 등이 포함된다. **그림 2-11**에 빈송의과대학부속병원 간호부의 낙상 보고서를 예로 제시하였다.

## 광고「예측 불허, 간담 서늘」 제2호

2001년 2월 20일
의료사고방지대책위원회발행

실수(miss)는 우연히 일어나는 것이 아니라, 우선 실수가 일어날 수 있는 상황이 있고, 그 위에 일어나는 것이라고 생각해 봅시다. 예측 불허의 간담 서늘한 일은 실수 직전에 알아차리게 됩니다. 그렇게 알아차리는 것은 매일 아무것도 없는 것 보다 차라리 있는 편이 좋습니다. 오늘 얼마만큼 예측 불허의 간담 서늘한 일이 있었는가. 그러한 것들이 어떤 사고의 느낌이었나. 그 단계에서 어떻게 개선해야 할지 이야기 해 봅시다. 곧바로 행동으로 옮겨 나갑시다.

1. 발생(incidence)조사결과

조사기간: 2000년 10월~12월 n=280

| 원인, 부서 | A | B | C | 계 |
|---|---|---|---|---|
| 낙상 | 53 | 52 | 73 | 178 |
| 외상 | 30 | 15 | 12 | 57 |
| 투약 잘못 | 6 | 6 | 3 | 15 |
| 병원, 병동이동 | 6 | 3 | 8 | 17 |
| 연하 이상 | 3 | | | 3 |
| 식사 잘못 | | | | |
| 타부서 | | | | |
| 그 외 | 5 | 4 | 1 | 10 |
| 총계 | 103 | 80 | 97 | 280 |

「낙상」 상황과 내용

| | 장소 | 상황 | 시간 | 처치 |
|---|---|---|---|---|
| 1 | 병실내 | 침대로부터 휠체어로 이동 시 | 야근 시 | 상황관찰 |
| 2 | 식당(홀) | 휠체어로부터 미끄러져 떨어짐 | 낮 근무 시 | 자상에 대한 처치 |
| 3 | 복도 | 휠체어 stopper걸기 잊음 | | 타박통(습포 등) |
| 4 | 화장실 | 인지장애망상에 의해 벌떡 일어남 | | 방사선 촬영 |

2. 낙상

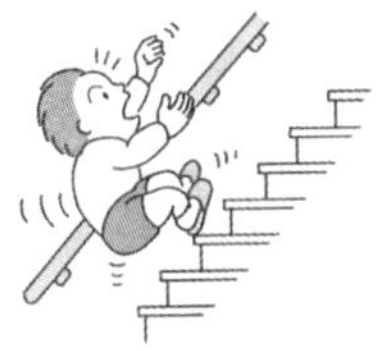

낙상이란 시청각 장애, 뇌신경 질환, 약제 부작용 등 내적요인이나 주거환경, 의류 등 외적요인이 서로 상호작용한 결과 어느 동작 동안 무언가에 접촉이 되었기 때문에 발생한 사고를 말한다.

3. 「예측 불허, 간담 서늘」과 「사고」의 차이

| 사고 | 환자가 침대에서 일어났을 때 코드에 걸려서 낙상하고 골절했다. |
|---|---|
| 예측불허 | 침대 사이드에서 간호사나 환자가 코드에 걸리는 일이 있다. |
| 간담서늘 | 침대 주변에 코드와 같은 것이 난잡하게 놓여 있다. |

4. 방지대책

낙상사고의 대부분은 몇 가지 요인이 중복되어 있다. 낙상이 발생하는 데에는 신체적 요인과 동작 요인 등 여러 가지가 복잡하게 관여하고 있다. 또한 노화와 함께 신체 기능이 저하하여 위험하지 않다고 믿은 장소에서도 낙상 가능성이 있다. 방지 대책을 마련하기 위해서는 평가가 중요한데, 문제가 된 부분에 대해 구체적 대책 마련에 이르지 못하고 사고를 처리했다고 말할 수 있다.

어떠한 요인이 있었나 · 생각할 수 있는 원인 · 확인사항 · 대책

〔사례〕

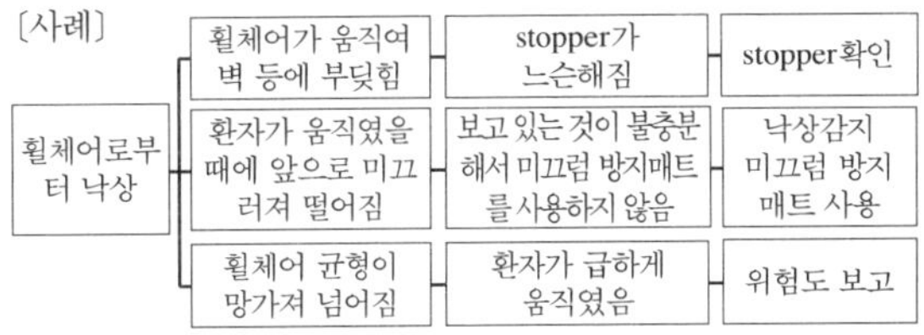


**그림 2-10 병원 news letter(서산병원)**

**표 2-9 3가지 관리체제에 의한 낙상율 산출방법**

| 1986년과 전년 1985년의 변수 | | 분류: 급성기 | 분류: 장기요양형 | 분류: 재활 | 합계 |
|---|---|---|---|---|---|
| 환자의 낙상건수* | | | | | |
| | 1985 | 55 | 35 | 52 | 142 |
| | 1986 | 48 | 41 | 58 | 147 |
| 낙상환자수** | | | | | |
| | 1986 | 39 | 25 | 39 | 103 |
| 외상환자수 | | | | | |
| | 1986 | 13 | 8 | 20 | 41 |
| 위험환자 | | | | | |
| | 1986 | 1939 | 124 | 626 | 2,689 |
| 재원일수 | | | | | |
| | 1985 | 16,380 | 13,413 | 17,796 | 47,589 |
| | 1986 | 16,563 | 13,542 | 19,841 | 49,946 |
| 평균재원일수 | | | | | 0 |
| | 1986 | 10 | - | 40 | NA |

*복수 낙상자의 복수 낙상건수도 포함시킨다.
**1환자 당 1회 낙상환자 수

〔文献 10〕Morse JM, Morse RM : Calculating Fall Rates : Methodological Concerns, QRB, 12, 369-371, 1988. 역자가 번역함)

**낙상보고서**

| 보고일 | 년 월 일 | 보고자 성명 |
|---|---|---|
| 발생일 | 년 월 일 시 분 | 근무시간대 1. 심야 2. 일근 3. 준야간 |
| 환자 성명 | | 진단명 |
| 장소 | 1. 병실 2. 복도 3. 화장실 | 4. 욕실 5. 계단 6. 검사실<br>7. 기타( ) |
| 낙상시의 동작 | 1. 서있었다.<br>2. 걸어가고 있었다.<br>3. 달리고 있었다.<br>4. 침대 이동 중<br>5. 휠체어 이동 중 | 6. 이동식 화장실 이동 중<br>7. 화장실 변기 이동 중<br>8. 계단오르내리기 중<br>9. 기타<br>10.불명 |
| 낙상 원인 | 1. 앞뿌리가 걸렸다.<br>2. 미끄러졌다.<br>3. 어지러웠다.<br>4. 의식상실<br>5. 몸이 흔들거렸다.<br>6. 급하게 자세를 바꿨기 때문에 자세의 균형을 잡지 못했다.<br>7. 사람이나 물건에 충돌했다. | 8. 헛디뎠다.<br>9. 휠체어로부터 미끄러 떨어졌다.<br>10. 침대로부터 미끄러 떨어졌다.<br>11. 쥐고 있던 손잡이, 침대 손잡이로부터 미끄러졌다.<br>12. 수술 후 섬망 때문에 의식이 명확치 못했다.<br>13. 기타 |
| 환경 원인 | 1. 침상이 젖어있었다.<br>2. 침상바닥에 문턱이 있었다.<br>3. 코드, 점적대, 오버테이블 등의 장애물이 있었다.<br>4. 채광 · 조명이 불충분해서 잘 보이지 않았다. | 5. 침대, 상두대, 오버테이블의 stopper가 고정되어 있지 않아 갑자기 움직였다.<br>6. 휠체어가 넘어졌다.<br>7. 보행기 · 점적봉 등 신체를 지탱하던 것이 쓰러졌다.<br>8. 기타 |
| 낙상에 의한 외상 | 1. 외상없다.<br>2. 찰과상, 자상<br>3. 타박상<br>4. 염좌 | 5. 봉합<br>6. 골절(부위: 병명: )<br>7. 의식상실 · 의식장애<br>8. 기타( ) |
| 외상 처치 | 1. 전문치료를 위해 전과<br>2. 같은 과에서 치료 | 3. 아무 일도 안 했다.<br>4. 기타 |
| 낙상 위험인자 | 1. 약제<br>2. 치매<br>3. 배출관 | 4. 불안, 섬망<br>5. 배출관, IVH<br>6. 신체운동감각장애 |
| 낙상 시 상황에 대해 구체적으로 기입해 주세요. | | |
| 낙상 후 환자의 상황 | 1. 변화없다.<br>2. 심리적으로 불안정해졌다.<br>3. ADL이 저하했다. | 4. 낙상에 의한 골절때문에 수술 · 색인<br>5. 낙상이 원인이 되어 누워만 있다.<br>6. 기타( ) |
| 본인 · 가족에게 설명한 내용을 구체적으로 기입해 주세요. | | |
| 진료기록카드에 본인 · 가족에게 설명한 내용이 기재되어 있습니까? | | 1. 네 2. 아니오 |

빈송의과대학부속병원 간호부

**그림 2-11 낙상 보고서 예**

**표 2-10 낙상관리 개입 예**

1) 평가/관리 계획

<ADL · IADL에 관한 평가>

환자의 낙상위험평가를 실시한다.

낙상위험이 있는 환자의 일반적 관리 계획 및 개별 관리 계획을 작성한다.

낙상위험이 있는 환자의 내복약 부작용에 관해 평가를 시행한다.

고위험 환자에게 알기 쉽도록 색깔이 있는 표식을 붙여둔다(팔밴드, 처방집, 진찰기록, 간호사 호출기, 병실 문 등).

2) 구체적 관리

환자의 발에 맞고, 바닥이 미끄러지지 않으며, 느슨하지 않고, 끈이 늘어지지 않도록 신발을 신고 다니라고 권유한다.

계단이나 문턱, 장애물 등이 환자의 안전보행을 방해하지 않도록 한다.

수면제를 복용하기 전에 화장실을 다녀오도록 하거나, 4시간마다 침대 위에서 용변을 하도록 도와준다.

방향감각 장애가 있는 환자는 간호사 스테이션 근처 병실로 이동시키거나 의식이 혼미한 환자 혹은 고위험 환자는 되도록 간호사 스테이션에서 관찰 가능한 장소로 옮긴다.

정신착란 상태나 고위험 환자는 상시 관찰하도록 한다.

3) 생활환경의 정비

관리를 받을 때에는 낮은 위치에 침대를 둔다.

소등램프, 이동 화장실, 휴지 등은 환자가 사용하기 쉬운 위치에 둔다.

야간 조명 사용.

침대 사이드 테이블, 이동 바의 적절한 사용.

슬리퍼보다는 발에 맞는 덧신 등을 신도록 권유한다.

4) 환자교육

환자가 병원의 안전대책 기구를 사용하도록 권유한다(휠체어, 지팡이, 보행기 등).

환자에게 기립성 저혈압 가능성이 있는 경우에는 다음과 같은 동작을 하도록 권유한다.

누운 자리 혹은 앉은 자리에서 일어날 때에는 천천히 일어난다. 걷기 시작하기 전에 발목을 회전시키거나 앉았던 위치에서 발목을 밀어서 펴도록 한다. 침상 안정 시간이 길어진 후에는 근력회복을 위한 물리치료를 시행한다. 이동, 보행 등이 불안정한 경우에는 도움을 구하도록 지도한다.

5) 직원교육

낙상예방에 관한 연구회 및 연수회의 개최.

직원을 위한 낙상예방계발 포스터를 작성한다.

낙상관리의 질적 보증을 위한 월별 요약집을 작성한다.

환자가 적절하게 활동하도록 지시(물리치료 처방)하는 것에 대해 의사에게 제안한다.

〔文献 11) 鈴木みずえ，積極的な看護ケアの展開方法．鈴木みずえ，浜砂貴美子，満尾恵美子著：高齢者の転倒ケア―予測・予防と自立支援のすすめ方，p.113，医学書院，2001〕

### Point 구체적 낙상관리의 기준화와 관리 실천 후의 평가

낙상관리에는 생활환경의 정비나 신체동작 등 인간공학이나 물리치료적 측면도 포함된다. 환자의 장애 상황, 낙상 원인, 낙상위험도뿐 아니라 병동의 구조나 설비 등 생활환경도 낙상에 관계하는 요인이다. 낙상 당시의 상황과 낙상위험도를 파악한 다음 병동의 낙상관리 기준화가 필요하다. **표 2-10**의 낙상관리 개입 예를 참고하여 주기 바란다. 일본의 낙상예방은 환경정비가 일반적 관리의 중심이었다. 개입 예에서는 환자교육, 직원교육 등도 간호개입으로 거론되었다. 이제부터는 임상에 충실한 내용이라고 말할 수 있다. 이와 같이 기준화된 낙상예방관리를 실천하면서, 낙상 고위험 환자에 대해서 정기적 사례검토를 시행하며, 회의를 통해서 고위험 환자의 문제점에 맞는 관리 지침을 검토하도록 한다. 관리평가는 간호실천 효과로 인정하며, 환자개인의 낙상 발생상황을 보기만 하는 것이 아니라, 병동마다 혹은 원내 전체의 낙상 사례를 정기적으로 분석하고 낙상의 경감에 관련한 요인의 평가, 분석 등을 시행하도록 한다. 효과가 있었던 낙상관리와 효과로 연결되는 낙상관리를 명확히 하고, 각 병동의 각 스텝에게 피드백을 시켜주어서 낙상관리를 더욱 더 개선할 수 있도록 한다.

## ■ 참고문헌

1) Greenberg RS 編著，熊倉伸宏監訳：医学がわかる疫学，新興医学出版，1996.
2) Tinetii ME, et al：Risk factors fore falls among elderly persons living in the community, New England Journal of Medicine, 319 (26), 1701-1707, 1988.
3) 上田敏，千野直一，大川嗣雄編：リハビリテーション基礎医学，p.384，医学書院，1994.
4) 森松光紀：パーキンソンニズムを示す疾患．小澤利男編：エッセンシャル老年病学，p.304-312，医歯薬出版，1998.
5) 森松光紀：歩行障害．小澤利男編：エッセンシャル老年病学，p.304-312，医歯薬出版，1998.
6) Mose, JM, et al：Development of a Scale to Identify the Fall-Prone patient, Canadian Journal of Aging, 8 (4), 1989.
7) 市原清志：バイオサイエンスの統計学，南江堂，1991.
8) 室淳子，石村貞夫：エクセルでやさしく学ぶ統計学，東京図書，2002.
9) Heslin K et al：Managing fall：Identifying population specific risk factors and prevention strategies, In：Funk SG, et al (EDS)：Key aspects of elderly care-managing falls, and cognitive impairment, 70-88, 1992, Springer Pub, New York.
10) Morse JM, Morse RM：Calculating Fall Rates：Methodological Concerns, QRB, 12, 369-371, 1988.
11) 鈴木みずえ，浜砂貴美子，満尾恵美子：高齢者の転倒ケア―予測・予防と自立支援のすすめ方，p.113，医学書院，2001.

제 3 장

# 보행·이동장애에 의한 낙상 위험 평가와 관리

노인의 낙상은 보행 등의 이동동작 중에 발생하는 것이 많다. 노인의 ADL 중에서 보행능력 저하가 최초로 일어나고 그것에 이어 낙상이 빈발한다. 일상생활의 기본은 보행에서부터 시작하기 때문이다. 보행 · 이동기능이 저하하면 목욕, 배설, 옷갈아입기 등 ADL의 동작도 필연적으로 수행할 수 없는 부분이 많아진다. 낙상은 와상의 직접적인 원인은 아니지만, 보행 · 이동 동작이 불안정한 노인에게 낙상이 많고, 낙상이 원인이 되어 ADL의 자립도는 더욱 저하한다. ADL의 전반적인 동작의 수행능력도 감소하고 ADL 전체의 기능 저하되며, 최종적으로는 누워만 있게 되는 것으로 불러오게 되는 것이다(**그림 3-1**). 본장에서는 보행 · 이동장애의 노인에 대한 낙상을

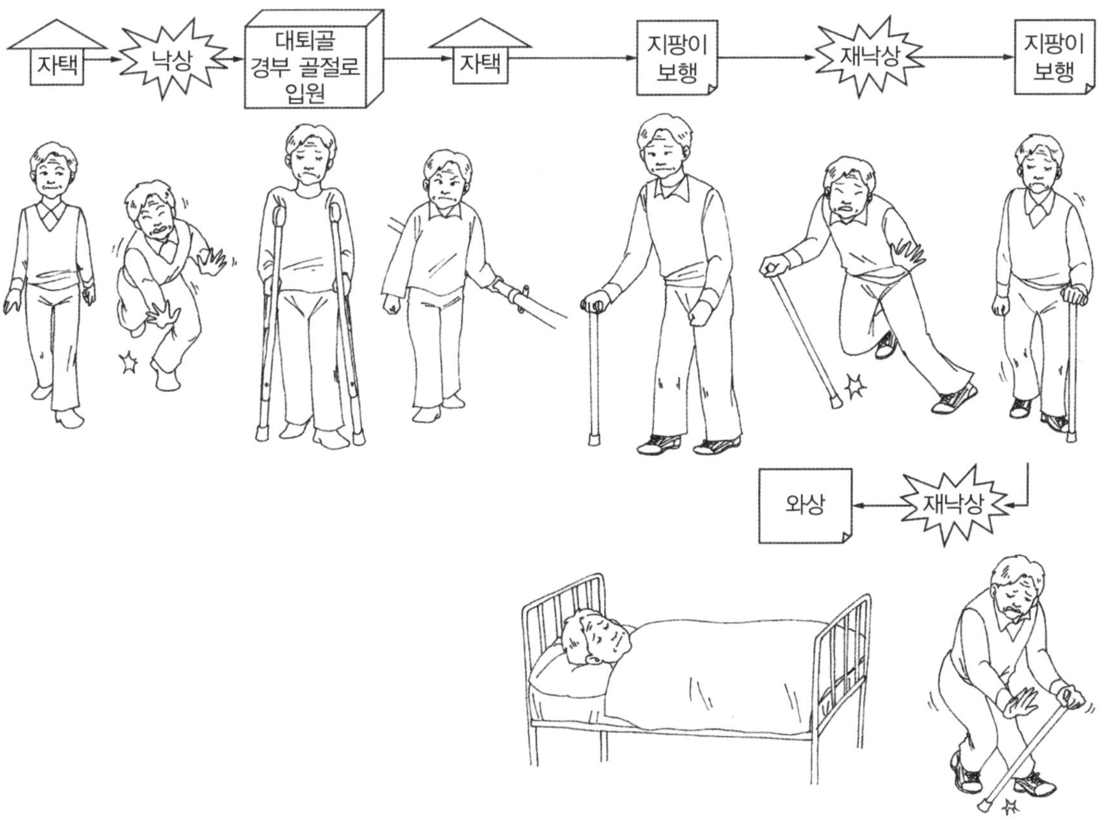


**그림 3-1** 누워만 있게 되는 와상에 이르는 노인의 경과

예방하고 자립도를 유지하기 위한 평가와 관리에 대해서 해설한다.

## A. 노인의 보행 · 이동장애에 의한 낙상(넘어짐)

### Point 노인 보행의 의의(그림 3-2)

노인이 되어 이동능력이 장애가 있다는 것은 생활범위가 심하게 좁아지게 된 것을 의미하고 그로 인해 개인의 사회적 기능을 심하게 위축시킨다. 지적 정신기능이나 기본적인 생활요소인 자립성을 잊어버리는 등 삶의 질의 저하와 연결되기 쉽다. 이동능력의 저하는 노인을 집밖에 못 나가고 누워만 있는 것으로 이어지지만, 흔히 낙상이 그 출발점이 되고 있다. 노인의 인생을 중시하게 만들고 삶의 질을 유지하기 위해서도 어떻게 보행기능을 유지하는지가 매우 중요하다. 또한 기본적 ADL의 식사, 배설, 목욕, 옷갈아입기, 몸단장 등의 동작을 실제로 실천하여 생활기능으로 수행하기 위한 기본동작으로서의 보행의 역할은 중요하다.

### Point 노인성 보행이란?(그림 3-3)

「발이 먼저 나이를 먹는다」라는 말이 있듯이 건강한 노인이라 할지라도, 관절의 가동력이 감소하여 뒤꿈치나 발가락 앞끝이 올려지지 않게 되는 노화 현상이 일어나기 쉽다. 발을 조금 좌우로 넓히고 종종걸음을 하고 약간 앞으로 숙인 자세로 걸으며, 고관절의 굴절이나 팔을 흔드는 것이 부족하거나, 방향 전환이 부드럽게 되지 않거나, 보행의 개시가 곤란하다든지, 어질어질한 경향이 있다거나, 발가락 앞끝이 걸려 넘어지기 쉬운 특징을 보이며, 어떤 상황이 갑자기 나타나면 불안정한 상황이 되어 균형을 잃고 낙상을 일으키기 쉽다.

### Point 왜 노인성 보행이 되는가?(표 3-1)

노화와 함께 보행능력은 변화하여 60세부터는 보행저하에 의한 여러 가지 영향이 나타난다. 노

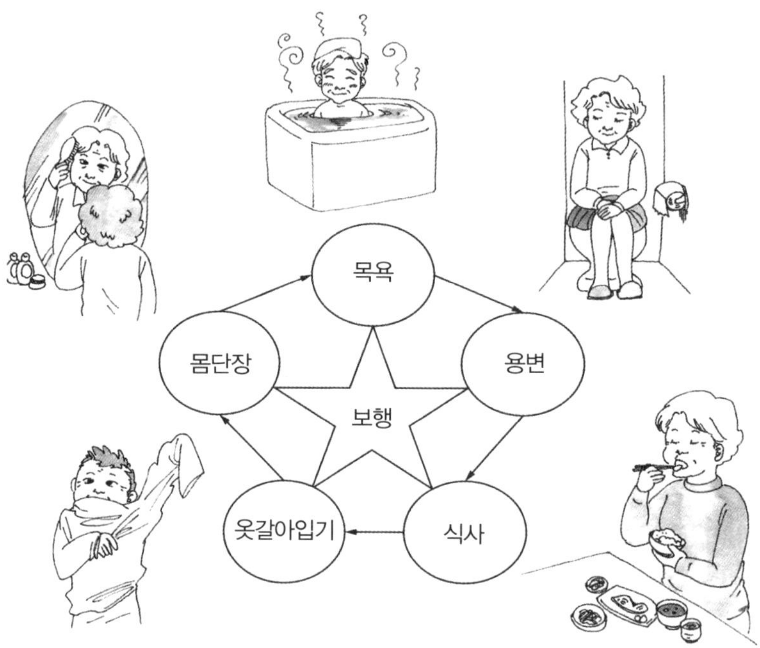


그림 3-2 보행동작과 기타의 ADL 항목과의 연관성

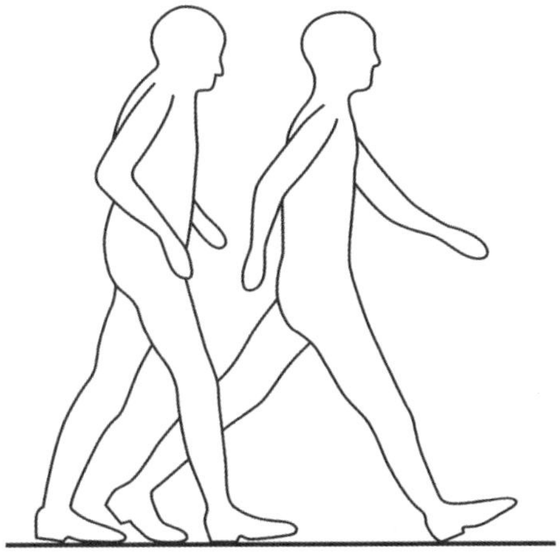

**그림 3-3 노인과 젊은이의 보행자세의 차이**

노인 남성(좌)과 젊은 남성(우)의 보행, 뒤꿈치가 바닥에 닿는 순간을 그림에 제시했다. 노인 남성과 젊은 남성을 비교하면 노인남성은 보폭, 고관절의 굴곡 각도 감소뿐 아니라, 뒤쪽 발의 족관절의 신전, 뒤꿈치의 높이도 감소한다. 앞쪽 발의 있어서는 바닥과 발뒤꿈치의 각도가 감소, 발가락 앞끝 높이의 감소가 보인다. 상지는 견관절의 굴곡, 팔의 흔들림, 팔꿈치 관절의 신전이 감소한다.

〔文献 1）Murray MP, Ross CK, Bertha HC：Walking patterns in healthy old man. J Gerontol 169-178, 1969.（説明文は筆者による訳）〕
〔文献 2）鈴木みずえ：高齢者はなぜ転びやすいのか．石川道夫，田辺　稔（編）：ケアリングのかたち，p. 168，中央法規，1998.〕

**표 3-1 노인의 보행이 영향을 주는 요인**

**하지근력의 저하**

근력이 25~30% 저하, 뒤꿈치의 거상이 줄어든다. 치고 나가는 때에는 추진력이 저하되어 보폭이 감소한다. 보행속도가 감소한다. 뒤꿈치 접지 때에 발가락 앞끝이 올라가지 않기 때문에 채여서 비틀거리기 쉽다.

**균형능력의 저하**

족관절의 가동력이 저하하여 보행을 시작할 때 안정되게 구부린 자세에서 벗어나 중심이 크게 전방으로 이동하며, 팔의 흔들림이 감소하여 균형능력이 저하하고, 신경전달 속도가 저하하여 감각계의 전도 저하

**지각정보의 저하**

시각계로부터의 정보에 의존, 시력 · 청력의 저하

**표 3-2 낙상이 결부되는 대표적 보행장애**

**파킨슨 보행**

앞으로 구부러진 자세로 종종걸음을 하는 특징적인 보행을 보인다. 진행에 수반되어 움크려지는 발걸음, 보행개시의 곤란 등이 보인다, 정상인에서는 신체가 비스듬히 되어도 균형을 유지하려고 하면 되돌아 서기 반사가 있지만, 파킨슨 환자의 경우에는 되돌아 서기 반응이 장애가 있어서 낙상하게 된다.

**편마비 보행장애**

마비측의 상지는 굴곡, 하지는 신전하여 회전보행이라고 불리는 마비측의 하지를 신전 상태에서 감는 것 같은 보행. 마비측의 발끝은 비스듬히 흔들게 된다. 마비측은 첨족이 되기 쉽기 때문에 발끝이 장애물에 걸리거나, 걸려 넘어진다거나 자세의 균형을 놓치기 쉬우며, 낙상으로 이어진다.

인성 보행의 원인은 아래에 보이는 바와 같이 하지근력, 균형 기능, 그리고 시각기능의 저하[3] 등이다. 하지근력의 저하는 보폭의 단축, 양하지 지지기의 증가를 유발하며, 유각기①의 발뒤꿈치 들기 및 입각기②의 발가락 앞끝 들기의 저하에 의하여 계단, 문턱이나 장애물이 있으면, 그것을 넘어설 수 없게 된다거나 발가락 앞끝에 걸린다거나 해서 자세의 균형을 놓치기 쉽게 된다. 또한 균형 기능의 저하로부터 양하지 지지기의 증가나 입각기의 연장 등의 경향을 보인다. 균형기능의 저하로부터 벗어나기 위해 시각에 의한 정보에 의지하려고 하는 경향이 있지만, 주변의 정보를 충분히 인식하는 능력도 저하되어 있다. 관리 계획으로서는 하지근력 및 균형 능력의 유지와 생활환경을 충분히 인식할 수 있도록 배려한다는 것이 필요하다.

### Point 노인의 보행장애란?(표 3-2)

병적인 보행장애로서는 파킨슨 보행, 편마비성 보행장애[3] 등이 더욱 낙상하기 쉽다. 또한 파킨슨 보행은 앞으로 구부린 자세로서 종종걸음을 하는 특징적인 보행을 보이며 움츠린 걸음, 보행개시의 곤란 등을 보인다. 건강한 사람에서는 몸이 비스듬히 되었어도 균형을 유지하려고 하여 되돌아서기 반사가 있는데 파킨슨병 환자의 경우에는 되돌아서기 반사가 장애되기 때문에 낙상한다. 편마비 보행장애는 마비측의 상지는 굴곡, 하지는 신전하여 회전목마식 보행[3]이라고 불리는 마비측의 하지를 신전위치에서 높이 흔들어 돌리는 보행이다. 마비측의 발끝은 비스듬히 전방으로 흔들어 댄다거나, 마비측은 첨족이 되기 쉽기 때문에 발끝이 장애물에 부딪힌다거나, 걸려 넘어진다거나 자세균형을 놓치기 쉬워서 낙상으로 이어진다.

### Point 낙상을 예방하는 운동이란?(그림 3-4)

노인이 지금까지의 체력을 유지하여 낙상을 예방하기 위해서는 운동이 중요하다. 운동의 방법은 개인과 집단으로 나뉘게 된다. 개인운동에서는 스트레칭, 균형훈련, 근력 트레이닝[5]의 3종류로 나뉜다. 스트레칭은 근육의 유연성, 관절의 가동력의 확대 등을 목적으로 하고, 고관절 신전근, 족관절의 족저굴근 등을 시행한다. 균형훈련은 한쪽 다리로 균형을 잡는 일로 감각신경, 균형 중추, 운동기능을 자극하여 평형기능을 높이는 것이 목적

① swing phase(흔듦기) : 발바닥이 땅에서 떨어져 있는 시기

② stance phase(디딤기) : 발바닥이 땅에 닿아 있는 시기

개인 트레이닝

| 스트레칭<br>근육의 유연성<br>관절가동범위의<br>확대 | 밸런스 훈련<br>밸런스 중추<br>평형기능의 향상 | 근력 트레이닝<br>대퇴사두근<br>대퇴근 등의<br>강화 |
|---|---|---|

집단 트레이닝 레크레이션
세이트볼, 수중보행, 걷기, 집단체조, 오리엔테링 집단에 있어서 상호 인간관계를 형성하면서 즐기면서 자연스럽게 운동할 수 있는 동기를 부여함.
스트레칭, 밸런스 훈련, 근력 트레이닝 등을 종합적으로 실행함.

**그림 3-4 낙상을 예방하는 운동**

이다. 근력 트레이닝에서는 장요근, 대퇴사두근 등을 중심으로 한 자세유지나 보행을 지지하는 근육의 강화를 하는 것이 중요하다. 그러나 노인이 개인으로 이러한 트레이닝을 계속한다는 것은 매우 어렵다. 집단 트레이닝에서는 개인과는 달리 상호의 인간관계를 형성하면서 즐기면서 자연스럽게 운동이 될 수 있도록 동기를 부여하며 행하는 것이 중요하다. 저자들의 연구에서 운동은 노인의 정신기능이나 활력 등에도 좋은 영향을 보여주고 있다.

### Point ADL저하에 수반되는 보행기능의 변화란?

노인의 건강 지표, 삶의 질 지표로서 ADL의 문제는 대단히 중요하다. Lawton[6]은 인간의 활동능력을 7단계로 표시했다(**그림 3-5**). 생명유지는 가장 원시적인 능력으로서 사회적 역할은 가장 고도의 능력이다. 일반적으로 ADL이라고 하면 신체적인 자립에 있어서의 기본적인 ADL을 일컫는다. 신체적 자립 후에는 반드시 보행 등의 이동동작을 수반하는 것이 대부분이다. 따라서 ADL이 의존적인 경우는 거의 보행기능이 저하되고 있어 요양보호로부터 요양보호 4단계의 와상상태까지 이를 때까지는 보행기능의 저하에 수반된 낙상이 빈발하고, 그것에 수반된 ADL 전반의 의존도가 확대된다. 건강하다면 두 발로 보행하는 것이 당연한 일이지만, 노인이 되면 반드시 그렇다고는 말할 수 없다. 노인의 이동동작도 가구나 손잡이를 붙잡고 걷고 휠체어를 사용하거나 기어다니면서 이동을 하는 여러 가지 형태가 있다. 이와 같은 이동형태는 서서히 저하하는 경우도 있지만, 단숨에 누워만 있게 되는 경우도 있다. ADL을 잘 다루는 것이 보행기능이고 능력의 기본이기도 하다.

### Point 나이가 듦에 따라 수반되는 ADL 저하와 낙상의 발생은?

노화에 수반되는 ADL의 저하와 낙상의 상황을 **그림 3-6**에 표시했다. ADL이 독립적인 경우, 옥외에서 젊었을 때와 동일하게 움직여 신체에 부담을 주어가며 운동 · 작업 등을 행하고 있을 때에 낙상이 다발한다. 이때의 많은 낙상이 보행할 때 일어난다. 노화에 수반되는 요양보호의 상태로 되면, 실내의 조그만한 문턱이나 계단에서

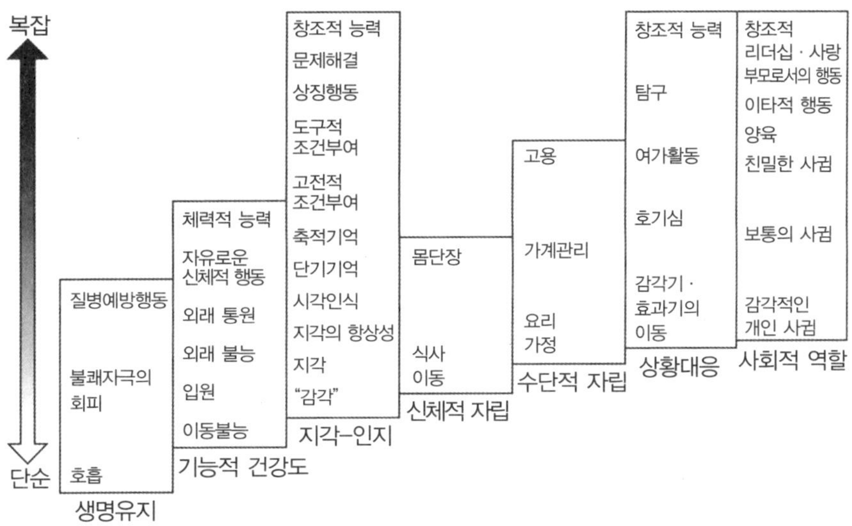


**그림 3-5** Lawton의 활동능력의 모든 단계

〔文献 6) 芳賀博：健康度の測定．柴田博編，老人保健活動の展開，p. 76，医学書院，1992〕

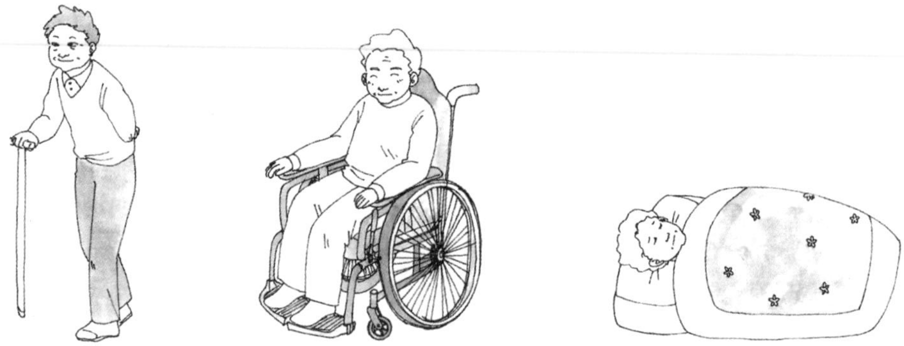

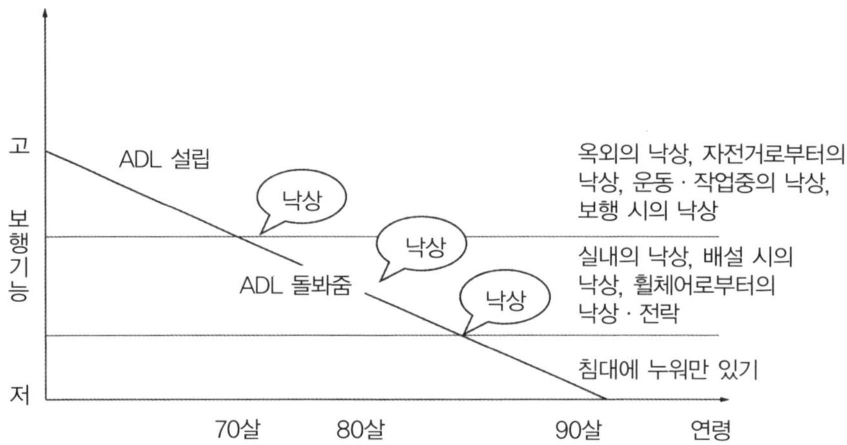


**그림 3-6** 노화에 수반되는 ADL 저하와 낙상의 발생

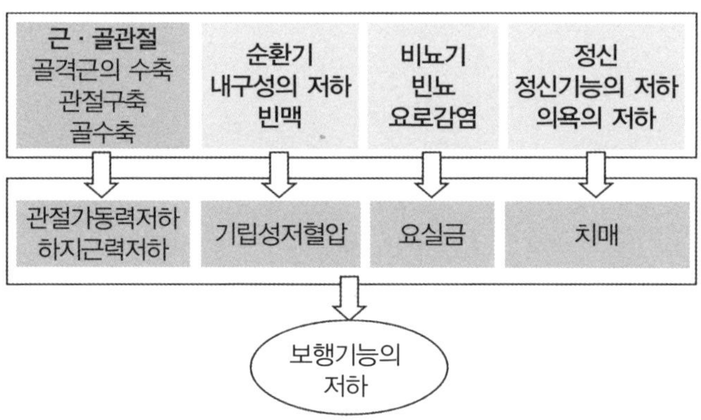


**그림 3-7** 폐용 증후군과 보행기능의 저하

헛디뎌 낙상한다거나 대소변 시 동작에 수반하여 낙상한다. 요양보호 상태가 진전하여 사지의 구축 등이 수반되어 자세의 유지가 곤란하게 되면, 휠체어로부터 넘어진다거나 하는 위험성도 높다.

### Point 노인의 폐용 증후군이 계속하여 일어나는 낙상이란?(그림3-7)

폐용 증후군[7]은 노인이 가장 낙상을 일으키기 쉬운 상태를 만들어낸다. 근골격계에서는 골격근의 저하, 관절구축, 골위축 등을 가져와 관절가동력 및 하지근력 저하가 보행능력을 심하게 불안정하게 만든다. 순환기계에서는 노화에 의한 동맥경화, 수축기 혈압의 증가 등의 상황이 폐용성 증후군(disuse syndrome)이 증가되면, 심박출량 감소 및 신경혈관 반사장애가 생겨 기립성 저혈압이 생기기 쉽게 된다. 비뇨기계에서는 운동기능의 저하로 인하여 화장실 이용이 감소하거나, 심기능, 신기능 저하에 의한 야간의 빈뇨를 만들어내서 요로감염 등이 원인을 만들어 실금에 이르는 경우가 많다. 정신기능의 저하는 의식의 저하, 치매증상 등을 일으켜 주위의 상황을 판단할 수 없게 되어 낙상하기 쉽게 되고 나아가서 폐용 증후군의 악순환을 되풀이한다.

### Point 방에만 틀어박혀 있는[③] 증후군과 낙상의 관계는?(그림 3-8)

ADL이 저하하면 낙상의 문제와 동시에 실금 등도 생기고, 외출도 적게 되며 소위 틀어박혀 있

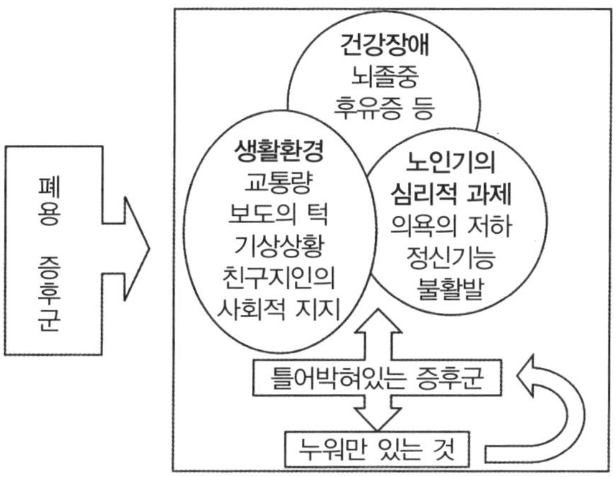


그림 3-8 틀어박혀 있는 증후군

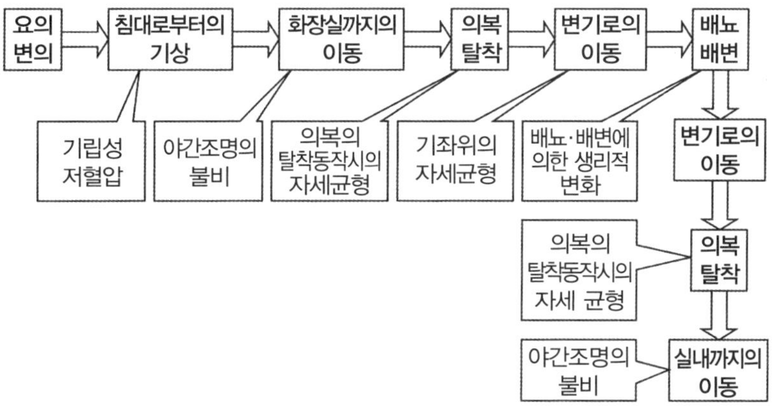


그림 3-9 배설동작과 낙상을 일으키기 쉬운 상황

는 증후군이 된다. 틀어박혀 있는 증후군[8)]을 그대로 방치해 두면 더욱 건강장애가 악화되어 요양보호의 상태로 되고, 최종적으로는 폐용성 증후군이 진행되어 와상상태에 이른다. 틀어박혀 있는 증후군에는 건강장애 등의 신체적 측면뿐 아니라, 주거환경 혹은 친구, 지인 등의 지지 등도 포함한 생활환경도 요인이 되고 있다. 노인은 정신면도 불활발해질 수 있고, 의욕의 저하, 정신기능의 저하는 우울증이나 노년기 치매증 등을 일으킬 가능성도 대단히 높다. 이러한 악순환의 상황에서 한 번 빠지게 되면 여간해서 회복하기가 어렵다. 틀어박혀 있는 증후군이 없다거나 뇌졸중 등의 건강장애의 회복기 등을 평가할 필요가 있다. 틀어박혀 있는 증후군의 회복에는 폐용성 증후군으로부터 회복시키기 위한 생활에 밀착한 기능훈련과 생활환경의 조정, 생활의욕의 향상 등이 중요하게 된다.

## Point 배설동작중에 일어나는 낙상이란? (그림 3-9)

노인의 낙상은 배설동작과 연관되고 있다. 야간에 배뇨를 위하여 일어날 때의 상황을 생각해 보자. 침대로부터의 기상은 기립성 저혈압에 의한 낙상을 일으키기 쉽다. 화장실까지의 이동의 경우 야간조명이 갖추어지지 않을 경우 발 밑의 확인이 불충분하게 되고, 문턱이나 계단에서 낙상하기 쉽다. 배설의 일련의 동작에서는 의복의 착탈의 경우에 자세균형이 불안정하게 되어 자세유지가 곤란한 경우도 있다. 그래서 손잡이 등을 적절한 위치에 부착하는 등, 화장실 환경의 정비도 중요하다. 변기로의 이동도 서양식 화장실에서는 비교적 용이하다고 생각되지만 슬관절, 고관절 등의 구축이 있는 노인에서는 양식변기에서도 자세의 불안정이 있는 경우가 있으며 변기로의 이동도 확인할 필요가 있다. 신체의 기능장애를 갖는 허약한 신체예비력이 저하된 노인에서는 배뇨 · 배설에 의한 상황유도성 실신이라고 불리는 실신을 일으킬 경우도 있다. 허약한 노인에서는 배뇨의 여러 가지 신체기능의 변화를 일으킨다. 노인은 심기능, 신기능의 저하에 수반된 야간의 배뇨의 횟수 증가로 인해 야간의 빈뇨는 낙상의 고위험이기도 하다. 입원환자 및 노인시설의 입소 노인에서는 변기로의 이동동작이 가능한가를 확인하는 것이 바람직하다. 보행장애 등을 수반하는 노인의 경우에는 야간의 배뇨시간을 파악하여 도움 혹은 이동동작을 관찰하면 좋다.

③ 히키코모리

## Point 낙상을 예방하기 위한 보행보조구, 휠체어, 실버카 이용이란?

보행장애를 가지고 있으면서도 자택에서 지내는 것을 희망하는 노인이 많다. 복도, 화장실, 계단, 욕실 등의 손잡이의 설치 등의 주택 환경의 검토도 필요하게 된다. 자신이 자립이동을 가능하게

**표 3-3 보행보조구의 특징**

| |
|---|
| **T자 지팡이**<br>일반적으로 사용되며 건강한 쪽 손에 쥐고 반대측의 상지가 동시에 이동하여 지팡이를 짚는 것으로서 기저면이 확대되고 안정된다. |
| **네발 지팡이**<br>T자 지팡이보다 안정성이 있어 보행 시의 자세균형 유지가 T자 지팡이에서는 불충분한 경우에 사용한다. |
| **loftstrand 지팡이**<br>양측에 지팡이의 지지가 필요한 경우에 적합하다. |
| **보행기 틀**<br>틀의 모양은 서있을 때 안정성은 좋지만, 양손에 들어올리는 등의 조작이 필요하다. |
| **2륜 · 4륜 보행기**<br>보행 시의 자세가 불안정하여 보행 틀을 들어올리는 일이 안 될 경우에 사용한다. |

하는 방법을 검토하겠지만, 필요하다면 지팡이, 보행기 등의 보행보조구를 사용하여 실제로 이동하는 것이 균형훈련, 보행훈련으로 가능해진다. 보행보조구를 적절히 선택하여 적절한 사용방법으로 사용하는 것이 대단히 중요하다(**표 3-3**). 보행기는 자세균형이 비교적으로 불충분하여 보행도 불안정한 경우에 사용한다. 보행기 틀, 2륜 보행기 · 4륜 보행기는 옥외에서 사용하기에는 곤란한 경우가 많다. 옥외에서는 휠체어, 실버카 등의 사용을 검토하면 좋다.

## B. 낙상 위험 평가 (넘어짐 위험 평가)

### Point 일상생활활동(동작)의 평가란?

ADL은 사람이 독립하여 생활하기 위해 기본적인 동작이다. 보행 · 이동뿐 아니라 종합적으로 신체기능을 판단하고 장애된 동작이 있다면, 다른 동작에의 관련영향 등을 종합적으로 보아야 할 필요가 있다. 일어서기 동작이 불안정하다면 보행 · 이동뿐 아니라, 목욕, 옷갈아입기, 화장실 동작도 충분하지 않을 가능성이 크다. **표 3-4**에 Katz의 ADL 표준을 표시했다. 식사의 항목을 제외하고 부분도움, 요도움에 해당하는 사람은 낙상이 일어나기 쉽다. 일부에서 부분도움이 필요한 사람은 이러한 동작 중 자기가 할 수 있는 부분을 혼자하려고 하지만, 완전 자립하고 있는 것이 아니기 때문에 신체가 흔들린다거나 낙상하게 된다.

### Point 보행동작의 위험 평가란?

스스로 어떻게든 일어서려고 하며 일어설 수 있는 상태는 이동능력을 봐야 할 뿐 아니라, 자립에 연결되는 것이 중요한 것이다. 보행장애가 있다 해도 보조구를 이용하여 눕거나 일어서기 동작을 가능하게 하며 생활범위를 확대할 필요가 있다. 그 때문에도 위험의 평가는 중요하다. 기본 ADL의 이동능력 평가(**표 3-5**)를 사용하여 지팡이 · 손잡이 등의 사용을 검토한다.

### Point 보행 · 균형의 평가란?

본 평가는 Tinetti[10]의 균형 · 보행 검사에서 특히, 실무적인 내용을 발췌하였다. 평가를 행함에 있어서는 의자에서의 일어서기, 회전한다든지 바닥에 있는 물건을 집어 올리는 등의 동작을 실제로 행하게 하여 낙상에 관련한 동작이 되는가를 평가하는 검사이다.

**1. 의자에 앉기 · 일어서기 동작의 평가**

발꿈치 걸이가 없는 의자에 앉았다가 일어서게 한다.

- ☐ 앉은 자세에서는 의자에 등을 대고 있는지, 손으로 짚고 있는지.
- ☐ 일어서기는 도움없이는 불안정 혹은 일어서기 불가능하다.
- ☐ 일어서기가 불안정하여 받쳐줄 필요가 있다.

**2. 보행의 평가**

복도 혹은 실내를 보통의 보조로 보행하게 한다. 필요하면 지팡이, 보행기를 사용한다.

- ☐ 보행의 개시에 있어 머뭇거리거나 몇 번이고 개시를 시도한다.
- ☐ 좌우 스텝이 동등하지 않다.
- ☐ 보행 중에 머물러 서 있거나 보행의 스텝이 연속되지 않는다.
- ☐ 보행보조구를 사용해서 보행한다.
- ☐ 보행의 목표지점에서 벗어나고 만다.
- ☐ 체간이 심하게 흔들린다.
- ☐ 좌우의 발뒤꿈치가 떨어져 있다.
- ☐ 보폭이 좁고 한 발의 뒤꿈치가 반대 발의 앞쪽 끝을 넘어설 수가 없다.

### Point 간편한 균형기능의 평가란?

재택노인 등 비교적 건강한 노인에 대해서 매

표 3-4 Katz의 ADL지표

| | |
|---|---|
| 1. 목욕<br>· 혼자서 할 수 있다.<br>· 신체의 일부(1곳)를 씻는 데 도움이 필요하다.<br>· 신체의 두 군데 이상을 씻는 데 도움이 필요하다.*<br>2. 의복의 탈착-의복을 수납 장소에서 꺼내 착용한다.<br>· 혼자서 할 수 있다.<br>· 신발을 신을 때만 도움이 필요하다.<br>· 도움이 필요하다.*<br>3. 화장실에 가는 일-"화장실"이라고 불리는 장소에 가서 배설하고, 뒤처리를 하고 의복을 고쳐 입는다.<br>· 혼자서 할 수 있다.<br>· 도움이 필요하다.*<br>· 배설을 위하여 "화장실"에 갈 수 없다.* | 4. 이동<br>· 침대에의 승강, 의자에의 착석 · 기립을 혼자서 할 수 있다.<br>· 침대에의 승강, 의자에의 착석 · 기립에 도움이 필요하다.*<br>· 누워있기만 한다.*<br>5. 용변의 관리<br>· 대소변의 관리를 할 수 있다.<br>· 때로 실금하는 경우가 있다.*<br>· 감시가 필요, 도관의 사용 혹은 실금*<br>6. 식사<br>· 혼자서 할 수 있다.<br>· 혼자서 먹을 수 있으나 고기를 자르거나 빵에 버터를 바르는 것에는 도움이 필요하다.<br>· 도움이 필요, 아니면 유동식, 튜브영양 혹은 정맥수액* |

*이 선택지가 선택된 경우, 그 항목은 자립해서 할 수 없는 것이 된다.

| | |
|---|---|
| 〈종합평가〉<br>A: 6항목 전부를 스스로 할 수 있다.<br>B: 1항목만 자립할 수 없다.<br>C: 목욕과 다른 1항목만 자립할 수 없다.<br>D: 목욕, 의복의 탈착과 다른 1항목이 자립할 수 없다. | E: 목욕, 의복의 탈착, 화장실에 가는 것과 다른 1항목이 자립할 수 없다.<br>F: 실금, 식사의 어느 한쪽만 스스로 할 수 있다.<br>G: 모든 항목이 자립할 수 없게 된다.<br>기타: 2항목 이상 자립할 수 없게 되고 또한 C~F의 어느 것도 해당되지 않는다. |

〔文献 9）芳賀博：健康度の測定．柴田博：老人保健活動の展開，p.74-95，医学書院，1992〕

우 간편한 균형기능의 검사다. 불가능, 10초 미만인 경우에는 낙상의 위험성이 높고 낙상의 선별검사로서 사용하면 좋다. 눈을 뜨고 한 다리로 일어서기를 실시하여 30초 이상 한 다리로 서기가 가능한가? 스톱워치를 준비한다.

☐ 한 다리 서기가 한 번도 안 된다.
☐ 한 다리 서기가 10초 미만 밖에 안 된다.

## Point 앞으로 구부러지는 동작의 평가란?

앞으로 숙이는 등의 중간허리 굽히기의 불안정한 자세가 가능한가는 낙상의 경우의 자세균형의 제자리 서기가 되는가를 검사할 수 있다.

☐ 앞으로 구부려서 바닥의 물건을 집어올릴 수 없다.
☐ 앞으로 숙일 수가 없다.
☐ 넘어지고 만다.

## Point 침대에서의 이동 · 휠체어로의 이동 동작의 평가란?

침대에 걸터앉아서 실제로 휠체어에 이동하게 한다. 순서가 틀린다든가, 동작조작에 대한 판단이 안 되는 경우에는 도움이 필요하다. 이동동작

**표 3-5 기본 ADL을 이용한 이동능력평가(단계붙임)**

| 수준 | 이동능력 | 세분류 |
|---|---|---|
| 1 | 돌아눕기 가능 | 침대의 보호철책 등의 보조적 사용을 필요로 한다, 안 한다 |
| 2 | 바닥에서 일어나기 가능 | 보호철책의 보조적 사용을 필요로 한다, 안 한다 |
| 3 | 보행 이외의 침상이동 가능 | 배로 기어다님, 네 발로 기어다님, 앉아서 이동 등 |
| 4 | 의자로부터 일어서기 가능*1 | 손잡이 등의 보조적 사용을 필요로 한다, 안 한다 |
| 5 | 침상에서 일어서기 가능 | 지지대 등의 보조적 사용을 필요로 한다, 안 한다 |
| 6 | 기립위치 유지 가능 | 손잡이 등의 보조적 사용을 필요로 한다, 안 한다 |
| 7 | 평지보행 가능*2 | 손잡이 사용, 보행기 사용, 지팡이 사용, 보조구 불필요 |
| 8 | 계단오르내리기 가능 | 손잡이 등의 보조적 사용을 필요로 한다, 안 한다 |

이동능력에 관련한 평가에서는 자가 관리 동작 능력이나 생활환경조건(순일본식, 화양절충 서양식 등)에 대해서의 평가도 필요하다. 5~6은 역전하는 가능성도 있다.

*1: 보행이 불가능해도 이동의 자립에 관해서 휠체어로 이동이 가능한가 아닌가를 평가한다.

*2: 지팡이 같은 보조구 외의 「하지장구를 필요로 하는가, 하지 않는가」도 세분류 항목이며 보행능력의 평가항목으로서는 연속 보행거리나 보행속도이 있으며, 더 나아가 집 밖에서 보행능력(포장도로~비포장도로, 평지~언덕길, 비오는 날~맑은 날 등) 도 고려해야 할 항목이다.

〔文献 11〕江藤文夫：起座，立ち上がれる状態の高齢者．日本医師会雑誌，118 巻 9 号（臨時増刊号），介護保険と高齢者医療，p. 257，1997〕

훈련 중인 노인은 야간에 혹은 자기가 스스로 이동하여 화장실에 가고자 해도 휠체어에서 일어서는 것도 잘못 일어나는 경우도 많다. 훈련 중인 경우에도 야간의 이동동작은 가장 불안정하여 낙상에 연결되기 쉽기 때문에 병동에도 간호사의 확인이 필요하다.

- □ 멀리 있는 휠체어의 팔걸이를 잡고 일어설 수가 있는가?
- □ 일어설 때 신체를 지탱하는 것이 불충분한 까닭에 흔들리고 있으며 도움, 관찰이 필요한가?
- □ 몸을 잘 회전시켜 침대로부터 휠체어에 안전하게 앉을 수 있는가?
- □ 자세를 바로잡아 발판을 내리고 발을 얹을 수가 있는가?
- □ 적절한 때에 사이드 브레이크를 거는 것을 할 수 있는가?
- □ 휠체어를 자신이 조작할 정도의 이해력이 있는가?

## Point 배설동작에 관련된 평가란?

**【배설의 상황】**

설사 등 불안정한 배변은 노인을 몇 번이고 화장실로 가게 한다. 절박요실금에서는 급히 화장실에 가려고 하기 때문에 복도, 화장실 주위의 턱이나 계단 등에서 낙상하는 일이 있다. 야간에 빈뇨는 야간각성 직후에 일어나서 화장실에 가려고 하면 기립성 저혈압 등을 일으켜 어질어질한 것이 나타나 낙상할 경우도 있다.

- □ 하루의 배설횟수
- □ 야간의 배설횟수와 그 시간
- □ 야간의 다뇨, 빈뇨가 있는가?
- □ 요실금이 있는가, 절박성의 요실금이 있는가?
- □ 변실금이 있는가?

**【변기로의 이동 동작】**

실제로 입원환자의 화장실 혹은 재택의 화장실을 사용하여 동작을 확인한다. 자택에서 사용하고 있던 변기의 양식 등을 고려하여 현재 가장 사용하기 쉬운 방법으로 행하고 손잡이, 화장실 공간 등이 적절한가, 변소의 문턱 등이 동작을 방해하고 있지는 않은가?

- □ 변기로의 이동이 안정되어 있는가?
- □ 변기로부터 일어날 때의 자세는 안정되어 있는가?
- □ 양식변기의 높이가 신장에 맞는가?
- □ 일어서기에 손잡이가 필요한가, 도움이 필요한가?
- □ 배설 후의 뒤처리가 스스로 되는가?
- □ 의복의 탈착이 가능한가?
- □ 변기에서 이동의 경우에는 적절한 위치에 손잡이가 있는가?
- □ 화장실은 병실에 가까이 있는가?

### Point 휠체어 사용자의 평가란?

늘 사용하고 있는 휠체어가 신체에 맞지 않거나 조작을 할 수 없는 경우에는 휠체어에서의 낙상 · 전도로 이어진다.

- □ 휠체어에서의 좌위의 자세가 안정되어 있는가?
- □ 휠체어를 1~2시간 정도 사용하여도 자세가 안정되지 못하고 일그러지거나 넘어지지 않는가?
- □ 스스로 휠체어를 조작할 수 있는가?
- □ 스스로 브레이크를 걸 수 있는가?.
- □ 발판을 옆으로 하고 발을 안정되게 하는가?
- □ 핸드 브레이크에 손이 닿는가?
- □ 침대로부터 휠체어로의 이동이 가능한가?
- □ 휠체어로부터 변기의 이동이 가능한가?
- □ 자립보행의 가능성이 있는 경우에는 휠체어에만 의지하지 않고 보행훈련을 하고 있는가?
- □ 인지기능장애 때문에 위험을 판단할 수 없어 휠체어로부터 돌연 일어서버리는 일이 있는가?

## C. 낙상 관리 기준 (넘어짐 관리 기준)

### Point 노인성 보행으로 인해 ADL 저하가 예측되는 노인의 관리기준이란?

장기목표 : 노인기의 신체기능이 유지되어 재택생활을 충실하게 보낼 수 있다.

단기목표 :

1. 건강 · 안정에 대한 자가 관리의식이 높아져 일상생활에서 안전행동을 취할 수 있다.
2. 보행기능, 균형기능이 유지되어 체력이 향상된다.

**【건강유지를 위한 자가 관리】**

1. 혈압이 높은 경우에는 자택에서 정기적으로 측정할 수 있는 혈압기를 구입하여 스스로 혈압관리를 행한다.
2. 고지혈증, 고혈압 등에서 식사관리가 필요한 경우에는 주체적으로 식사가 관리될 수 있도록 매일의 식사를 기입할 수 있는 건강수첩 등을 작성한다.
3. 수면제, 정신안정제를 복용하고 있는 경우에는 그 필요성을 주치의에게 확인하고, 단순히 야간의 불면 등으로 내복하는 경우에는 불면의 원인을 제거한다.
4. 수면제 등을 먹는 경우에는 배뇨 후에 내복시킨다. 다음 날까지 졸림, 어지러움증이 있는 경우에는 주치의와 상담한다.
5. 내복약이 잘 관리되고 있는지 확인한다. 1일 3회 내복하는 것과 1일 2회 혹은 1일 1회를 잘못 사용한다거나 정제의 색과 형태가 비슷하다고 잘못 판단하여 내복하는 경우도 있기 때문에 반드시 확인한다. 내복약이 많은 약과 병용되어 있지 않은가를 확인한다.

**【안전에 대한 자가 관리】**

1. 자택의 현관에서는 디딤돌의 높이는 18cm 이하로 하고, 손잡이를 달아둔다. 혹은 디딤돌 등을 붙이거나 손잡이를 장착한다.
2. 욕실, 욕조의 턱 등에서 낙상할지 모르는 점을 생각하여 턱이나 장애의 해소방법, 손잡이의 장착 등을 함께 검토한다.
3. 욕실과 탈의실의 문턱이나 차이를 없앤다. 배수 문제로 인해 욕실과 탈의실의 문턱이 눈에 띄게 높은 주택이 많다. 최근에는 배수구를 연구해서 문턱이나 높낮이 차이를 없게 하려는 설계가 가능하게 되어있다. 어떻게든지 문턱이나 높낮이 차이를 해소할 수 없는 경우에는 문턱의 주위에 손잡이 등을 부착하면 동작이 안정된다. 높낮이 차이의 해소를 위하여 욕실 안에는 깔판을 깔아두면 좋다.
4. 욕조를 건너 디디거나 일어서거나 할 때의 동작에 있어 낙상하는 경우가 있다. 욕조의 측면에 손잡이를 설치하면, 일어서기 동작의 안정을 도모할 수 있다.
5. 복도와 실내의 턱 등 1~2cm의 높이차는 더욱 낙상과 이어지기 쉽다.
6. 복도의 매트, 방의 코드 등 넘어지기 쉬운 장애물을 제거할 필요성을 인식하고, 일상의 안전행동을 인식시킨다. 높낮이차를 없애는 것과 같이 삼각형의 쐐기를 장착하는 등의 방법을 검토한다.
7. 일상생활에서 신기 쉽고 넘어지지 않는 신발을 선택한다. 필요하면 재활에서 사용되는 신발도 소개한다.
8. 야간의 침실로부터 화장실까지의 조명, 특히 문턱이나 장애물이 있는 장소 등을 환하게 할 수 있게 조명을 연구한다.
9. 침실은 될 수 있는 대로 화장실에서 가까운 장소로 한다.
10. 노인의 방에 있는 침실이 2층인 경우에는 손잡이를 부착한다.

**【보행능력을 유지, 향상하기 위한 관리 계획(근력 트레이닝)】**

나이가 듦에 의하여 저하되는 신체기능을 유지하는 목적으로 생활 중에서 정기적인 운동을 하여 체력 만들기를 도모한다. 매일 1회, 텔레비전을 보고 있을 때 등 생활의 스케줄 등에서 근력 트레이닝을 짜 놓는다.

1. 적어도 1일 30~40분을 산책시키거나 걷기를 일과로 한다.
2. 자세의 유지 · 요통 예방을 위하여 복근 트레이닝⇒**그림 3-10** 근력 트레이닝 ①
3. 서있기 유지 · 보행을 위하여 대전근 트레이닝⇒**그림 3-11** 근력 트레이닝 ②
4. 계단, 언덕길의, 무릎의 안정을 위한 대퇴사두근 트레이닝⇒**그림 3-12** 근력 트레이닝 ③
5. 균형훈련 : 옆으로 걷기⇒**그림 3-13** 근력 트레이닝 ④
6. 일자(一字) 보행⇒**그림 3-14** 근력 트레이닝 ⑤

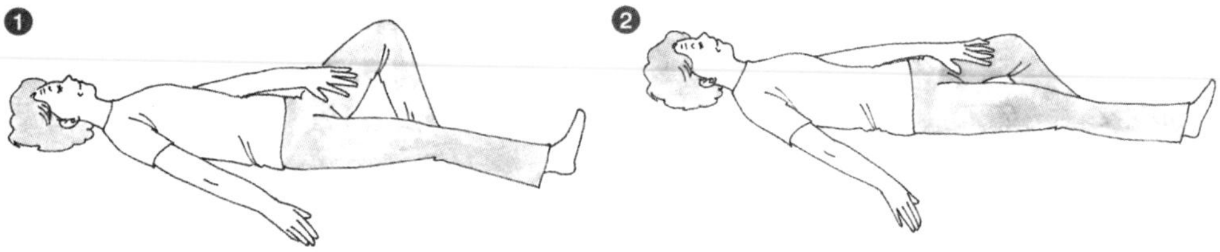


그림 3-10 근력트레이닝 ①〔文献 12)〕

1. 한쪽 무릎을 세워 손을 대퇴부 내측에 얹고 숨을 들이쉰다.

2. 숨을 내쉬면서 무릎을 천천히 외측으로 쓰러뜨려 쓰러진 다리의 힘을 넣은 채 약 10초간 정지한다. 이것을 좌우 각 1~3회 행한다.

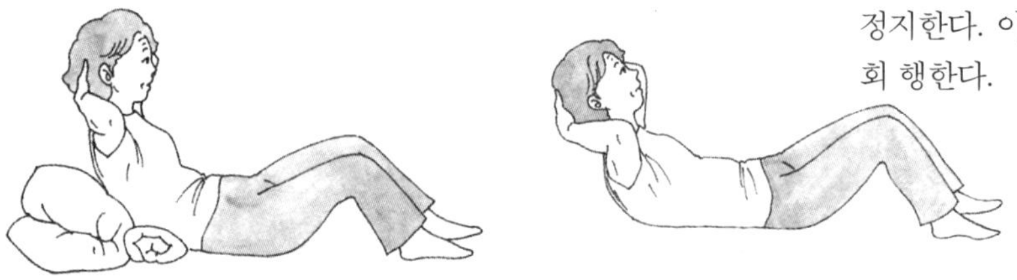

그림 3-11 근력트레이닝 ②〔文献 12)〕

1. 약간 무릎을 굽히고 양손을 목의 뒤로 돌려 상체를 일으킴. 10회 1세트로 하고 1~2세트 행한다.

2. 습관이 되면 수건을 빼고 행한다.

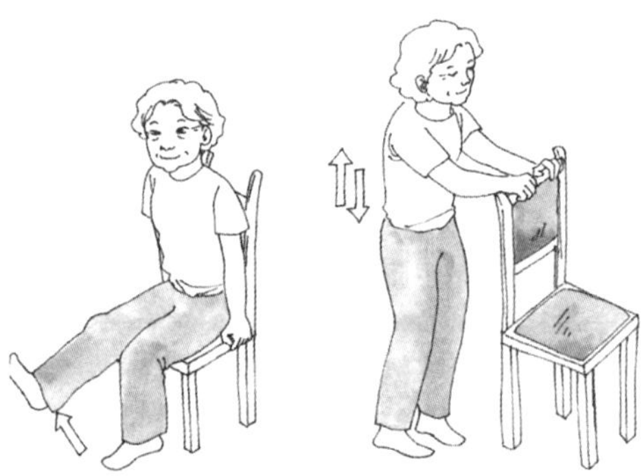

1. 발목을 편안히 하고 무릎을 굽혔다 펴기 한다.

2. 의자를 붙잡고 무릎의 굴신운동을 한다. 천천히 몸을 가라앉히는 것 같이 굴신하고, 같은 만큼 천천히 몸을 제쳐 본래의 자세로 돌아간다.

그림 3-12 근력트레이닝 ③〔文献 13)〕

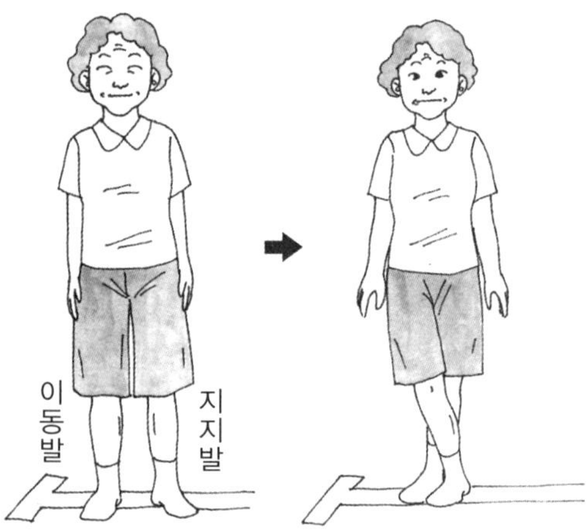


그림 3-13 근력트레이닝 ④ 옆으로 걷기〔文献 14)〕

양발을 어깨 폭으로 벌리고 편안한 자세로 선다. 발을 지탱하는 발의 앞쪽으로 교차시킨다. 발을 교대로 교차시켜 직선을 따라 옆으로 걷는다. 왕복 3회 행한다.

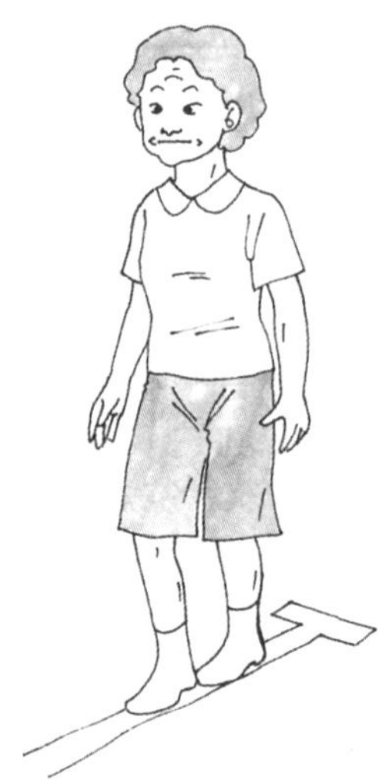

그림 3-14 근력트레이닝 ⑤ 일자보행〔文献 14)〕

한쪽 다리 엄지발가락의 앞에 또 다른 쪽의 발의 발꿈치를 댄다. 뒷발의 발꿈치를 앞의 발 엄지에 붙여 직선을 따라 10보 이상 되풀이한다.

### Point 요점 . 보행 장애는 있지만, 일어서는 것이 가능한 노인의 관리 계획은?

보행이 불안정하지만, 일어서기가 가능한 노인은 기립좌위로 불안정하여 낙상 위험 시의 도움을 위해 상시 관찰이 필요하게 된다.[15)]

장기목표 : 눕기가 가능한 것으로부터 일어서기 능력을 이용하여 일상생활 전반의 자립을 목표로 삼는다.

단기목표 : 일상생활 중에 보행훈련, 균형훈련을 짜 넣어 생활기능을 확대한다.

1. 적절한 지팡이 · 보행보조구를 선정하여 될 수 있는 대로 병실, 자택에서도 보행 · 이동의 훈련을 행한다.⇒**그림 3-15** 일어서기 위해서는 고관절, 슬관절을 거상하고 되돌아서기 반사도 충분히 있는 상황이다. 그러나 보행이 불안정한 것 때문에 보행보조구를 사용하여 균형기능과 보조훈련이 필요하다. 보행훈련에서는 허리에 안전벨트를 장착하고 균형을 망가뜨렸을 때의 낙상방지를 한다.[15)]⇒**그림 3-16**
2. 보행기로서의 보행훈련에서는 목표를 정하고 매일 걷기를 권장한다. 병실, 주간보호실 등 목표를 결정하고 매일 보행훈련을 해 간다. 목표가 달성되면 달력에 표시를 붙이는 등 노력의 성과를 알 수 있게 한다.
3. 침대 주위, 화장실, 욕실 등에 문턱이나 장애물이 있다든지 이동동작이 필요한 곳에는 손잡이를 붙인다.⇒**그림 3-17**
4. 배설동작의 확인, 배설시간, 변기에의 이동동작이 정확하게 될 수 있는가 확인한다.

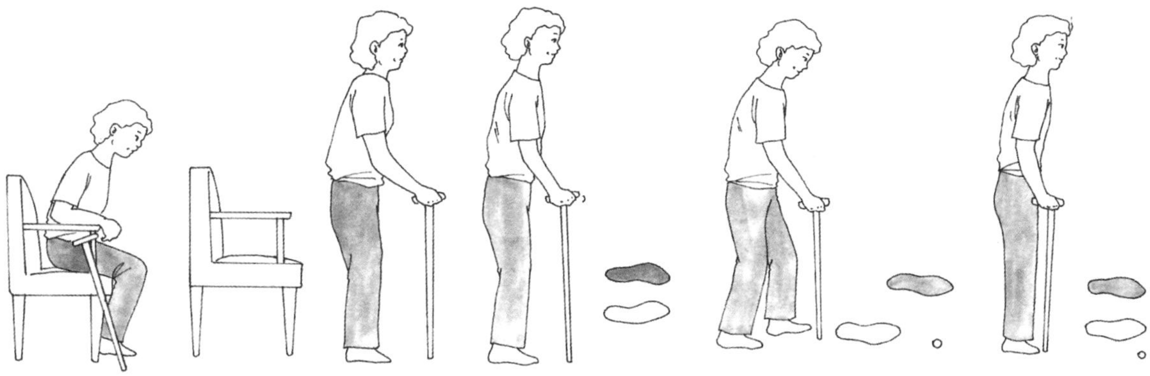

그림 3-15 의자와 지팡이를 이용한 보행훈련

〔文献 16〕江藤文夫：起座，立ち上がれる状態の高齢者，月刊ナーシング，5（11），巻末 No.14，1985〕

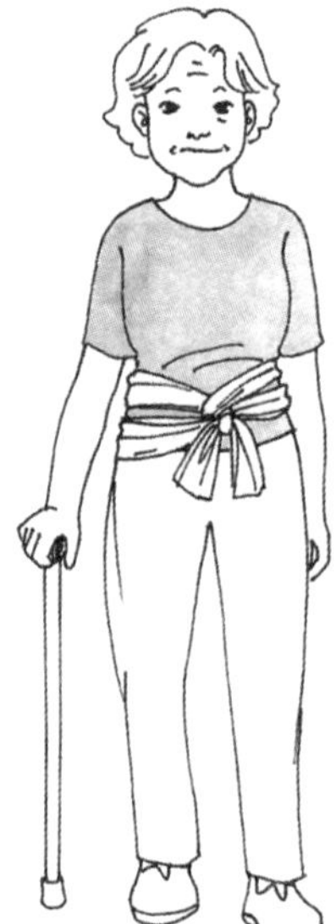

**그림 3–16** 안전벨트

〔文献 17〕松澤正監修：移動補助具，p. 45，金原出版，2000.〕

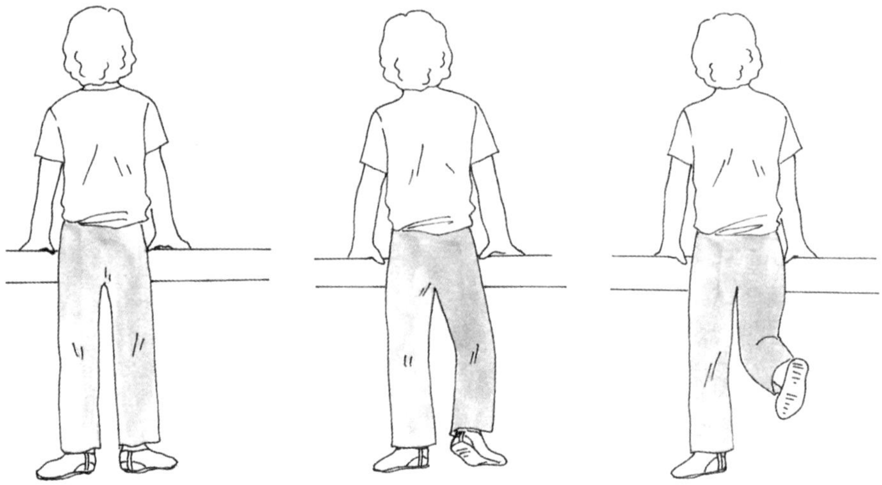

**그림 3–17** 손잡이를 이용하여 보행안전을 위한 균형훈련

〔文献 18〕江藤文夫：起座，立ち上がれる状態の高齢者，月刊ナーシング，5（11），巻末 No.7，1985〕

### Point 누워만 있는 노인의 관리 계획이란?

장기목표 : 삶의 질을 유지, 향상시켜 의욕을 가지고 훈련이나 생활에 임하는 일을 할 수 있다.

단기목표 : 관절의 구축, 가동력제한의 악화를 예방하기 위한 기능훈련을 한다. 연하곤란, 골다공증 등의 합병증을 예방한다.

1. 고관절에 구축이 있을 때에는 앉는 자세는 어렵지만 침대의 상반신을 일으키게 하여 좌위의 자세를 될 수 있는 대로 길게 한다. 뒤로 눕혀지는 휠체어 등도 사용한다.
2. 자세의 유지능력 저하, 관절의 구축, 가동력 제한의 상황에 맞는 휠체어를 선정한다. 휠체어의 시간을 늘린다.
3. 고관절에 구축이 없는 경우에는 휠체어에서의 식사를 하게 한다거나 이동하게 하는 경우도 많다. 그러나 상지, 하지의 폐용 증후군이 진행되어 자세가 안정되지 못하는 경우도 많기 때문에 쿠션을 사용한다거나 체격에 맞는 휠체어를 선정한다.
4. 휠체어에서 걷기 훈련
   보행은 불가능해도 하지의 훈련은 필요. 발 받침대를 사용하여 보행연습을 행한다. 이 운동에 의하여 휠체어에서 침대 등으로의 이동이 안정된다.
5. 일상생활에서 자극이 될 만한 레크레이션을 한다거나 건강했을 때의 취미나 특기 등을 살려서 작업요법 등을 행한다.

## ■ 인용문헌


1) Murray MP, Ross CK, Bertha HC : Walking patterns in healthy old man. J Gerontol 169-178, 1969 (説明文は筆者による訳).
2) 鈴木みずえ：高齢者はなぜ転びやすいのか. 石川道夫, 田辺　稔（編）：ケアリングのかたち, p. 168, 中央法規, 1998.
3) 森松光紀：歩行障害. 小澤利男編：エッセンシャル老年病学, p. 304-312, 医歯薬出版, 1998.
4) 森茂美：高齢者の歩行障害　歩行機能の発達と老化, 老年医学, 37（6）, 801-811, 1999.
5) 厚生労働省老健局計画課監修：介護予防研究テキスト, 社会保険研究所, 2001.
6) 芳賀博：健康度の測定. 柴田博編：老人保健活動の展開, p. 76, 医学書院, 1992.
7) 上田敏, 大川弥生編：リハビリテーション医学大辞典, p. 478, 医歯薬出版, 1996.
8) 厚生労働省老健局計画課監修：介護予防研究テキスト, 社会保険研究所, 2001.
9) 芳賀博：健康度の測定. 柴田博：老人保健活動の展開, p.74-95, 医学書院, 1992.
10) Tinetti の平衡・歩行評価, 岡本祐三監訳, 高齢者機能評価ハンドブック, p. 214-215, 医学書院, 1998.
11) 江藤文夫：起座, 立ち上がれる状態の高齢者. 日本医師会雑誌, 118 巻 9 号（臨時増刊号）, 介護保険と高齢者医療, p. 257, 1997.
12) 久野譜監修：寝たきり予防の簡単筋力トレ, 日本放送協会, 2002.
13) 武藤芳照他：転倒予防教室—転倒予防への医学的対応, p. 167, 日本医事新報社, 1999.
菊地臣一他：変形性脊椎症の運動・生活ガイド, p. 93, 日本医事新報社, 1999.
14) 鈴木隆雄監修：自分でできる転倒予防体操, 中級編, 社会保険出版.
15) 江藤文夫：起座, 立ち上がれる状態の高齢者. 日本医師会雑誌, 118 巻 9 号（臨時増刊号）, 介護保険と高齢者医療, p. 261-264, 1997.
16) 江藤文夫：起座, 立ち上がれる状態の高齢者. 月刊ナーシング, 5（11）, 巻末 No.14, 1985.
17) 松澤正監修：移動補助具, p. 45, 金原出版, 2000.
18) 江藤文夫：起座, 立ち上がれる状態の高齢者, 月刊ナーシング, 5（11）, 巻末 No.7, 1985.
19) 松原勝美：杖歩行のための基礎訓練. 松澤正監修：移動補助具, p. 42-47, 金原出版, 2000.

# 제 4 장

# 인지장애에 의한 낙상 위험 평가와 관리

노년기 치매 등 인지기능의 장애가 있는 노인의 낙상 · 골절이 다발하고 있다. 인지기능장애의 노인은 실행 · 실인 등 주위 환경에 대한 적응장애, 지적 실행능력장애 등으로 인해 낙상의 위험이 대단히 높게 되어 있다. 인지기능의 진행상황, 배회, 과다 움직임, 부동(不動) 등 낙상과 관련된 인지기능장애의 상황에 대하여 상세히 이해하고 상황에 맞추어 확실히 평가하는 것이 중요하게 된다. 최근에는 일반병원, 특정 전문병원 등에도 치매증상을 가진 노인이 암 등의 치료를 위해 입원하는 경우도 있다. 인지기능의 장애의 상황에 맞춰 진행을 될 수 있는 대로 예방하면서 'ADL의 저하', '누워만 있기'를 예방하는 의미에서도 인지기능장애를 갖는 노인의 낙상예방은 중요하다.

## A. 인지장애를 가진 노인의 낙상의 특징(넘어짐의 특징)

**Point** 뇌의 생리적 노화와 병적인 지적 기능저하란? (그림 4-1)

일반적으로 노인이 되면 건강하더라도 노화라고 불릴 수 있는 기억의 회상이 일부 곤란하게 되

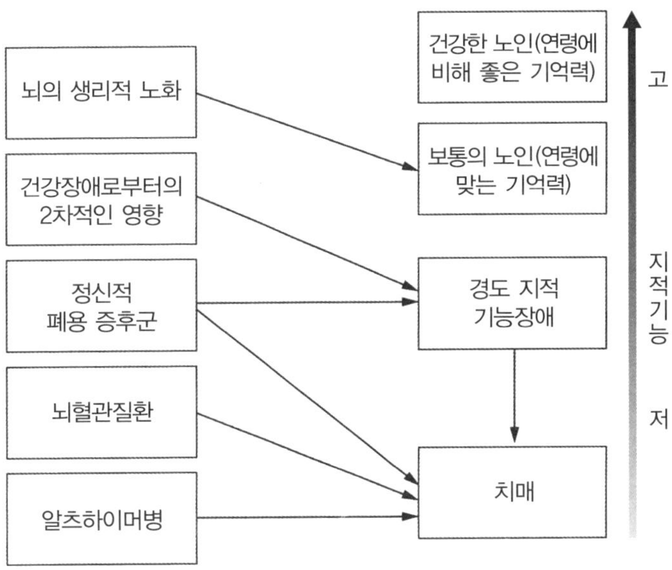


그림 4-1 뇌의 생리적 노화와 병적지적기능의 관계

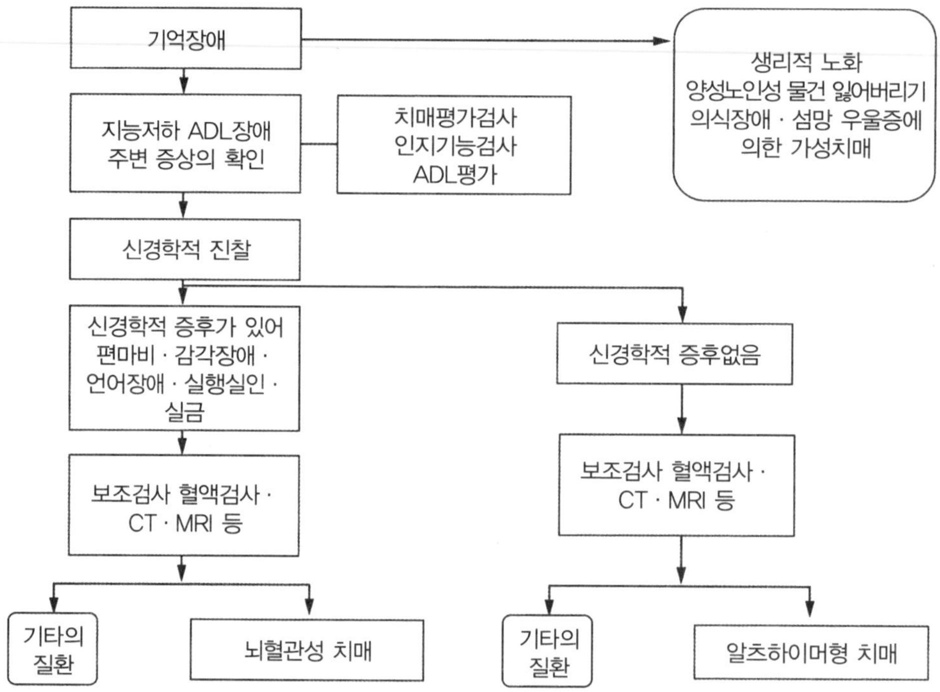


**그림 4-2** 치매증의 진단의 순서

는 경향이 있다. 이것은 일반적인 생리적 노화이다. 병적인 지적 장애의 초기는 기억전체가 현저히 저하하고, 오늘의 날짜 등도 모르게 되는 지남력 등의 인지기능이 장애가 발생한다. 또한 기억장애뿐만 아니라, 학습능력 혹은 인격의 파괴를 가져올 위험도 있다. 건강은 노인의 인지기능을 유지하고 경도의 치매 등을 예방해 가는 것이 중요하다. 치매라고 진단되어도 치매의 진행을 예방한다거나 정신적인 스트레스 등으로부터 일어나는 문제행동을 감소시키는 것이 낙상예방과 연결된다.

### Point 인지기능의 선별 검사와 치매증의 진단이란?

치매란 통상적으로 만성 혹은 진행성 뇌질환에 의하여 생기며 기억, 사고, 지남력, 이해 등 많은 여러 가지의 고차기능의 장애로 이루어지는 증후군이라고 불리고 있다. 인지기능의 선별검사의 대표적인 것으로서 개정 하세가와식 간이지능평가척도(HDS-R)가 있다. 초기의 치매에서는 날짜 등의 지남력, 단어의 상기 등이 장애를 받아 20점 이하가 치매의 의심이 있다고 되어 있다. 치매증의 진단에는 **그림 4-2**와 같이 신경학적 검사 등 전문의의 진단이 필요하게 된다. 오늘의 날짜, 장소 등을 확인하고 애매한 점이 있으면 HDS-R 등을 사용한다. 선별검사는 초기의 치매환자가 대답하기 어려워서 쇼크를 받을 때도 있기 때문에 다른 환자가 없는 장소에서 실시하고 틀려도 기분이 좋지 않게 되지 않도록 대응하는 것도 필요하다.

### Point 인지기능장애에 의한 낙상이란? (표 4-1)

조기치매의 경우 등에서 단기기억 또는 지남력 장애를 중심으로 한 기억을 중심으로 한 장애만으로는 낙상은 일어나지 않는다. 실인 · 실행 등의 운동기능, 감각기능에 관련한 장애가 보일 때에 낙상의 위험이 급격히 높아진다. 치매증상에 의한

**표 4-1 낙상하기 쉬운 치매의 증상**

**인지장애** : 감각기능이 손상을 입지 않은 데도 불구하고 공간, 물건, 가족을 인식할 수 없다.

**실행장애** : 운동기능의 장애는 없고 행동의 이해가 보존되어 있지만, 활동을 실행하는 능력이 장애를 받고 있다.

**무의미한 과다 움직임, 급성 착란, 감정의 역변성** : 무의식적으로 움직이며 흥분하여 주위의 장애물을 인식하기 어렵다.

**자발성의 저하, 우울경향** : 폐용 증후군을 일으켜 하지근력, 자세균형의 기능이 저하되기 쉽다.

**추체외로증상** : 근긴장 등 때문에 자세균형의 장애, 종종걸음 등.

**표 4-2 뇌혈관성 치매와 알츠하이머형 치매**

| 뇌혈관성 치매 | 알츠하이머형 치매 |
|---|---|
| 신경증상 : 행위상실증(실행), 인식불능증(실신) 등<br>자세 · 보행 : 편마비, 파킨슨 증후군 등 뇌경색 등의 장소에 의한 신체장애<br>정서의욕의 발동성 장애에 의한 폐용 증후군 | 증상 : 과다 움직임 경향, 배회<br>신경증상 : 인지장애, 공간 지남력 장애<br>자세 · 보행 : 추체외로 증상, 종종걸음<br>불안정, 감정의 역변성, 실금 |

의미없는 과다한 움직임과 공간인식장애 의한 배회 등 활동성이 높아지는 때에 자세의 균형을 잃고 낙상하거나 장애물을 인식할 수 없어서 돌진하여 낙상이 일어난다. 자발성의 저하, 우울증 경향은 폐용 증후군을 일으켜서 하지근력, 자세의 균형기능을 저하시켜 낙상이 일어나기 쉽다.

### Point 뇌혈관성 치매에 의한 낙상과 알츠하이머형 치매에 의한 낙상의 차이는?

인지기능이 장애가 있는 노년기 치매는 생애를 통해 축적한 인생을 크게 지배하고 노인기의 삶의 질을 방해하는 요인으로도 된다. 노년기 치매는 알츠하이머형 치매, 뇌혈관성 치매로 나누어진다(**표 4-2**). 뇌혈관성 치매의 경우에는 편마비, 파킨슨 증후군 등의 장애도 합병되고 있을 때가 많다. 상황을 판단할 수 없는 것에 더하여 신체기능장애에 의해 일어나는 낙상이 많다. 뇌혈관성 치매에서는 심부의 다발성뇌경색, 대뇌피질의 넓은 부위에 장애가 일어나게 되기 때문에 파킨슨 증후군, 불완전마비, 굴곡구축, 실금 등도 합병되는 경우가 많다. 그렇기 때문에 낙상의 경우에 방어자세 등을 취하지 않아서 얼굴부터 낙상하거나 외상의 정도가 심각해지는 것도 특징이다. 알츠하이머형 치매에서는 과다한 움직임을 보이는 경향이 있어 배회 중에 낙상하는 경우도 많다. 신경증상으로서 종종걸음, 추체외로 증상 등이 출현할 경우에는 더욱 낙상의 위험성이 증대된다.

### Point 행동장애에 관련된 낙상이란?

치매증상은 기억장애, 지남력장애, 지능장애

등 중심증상과 일반적으로 문제행동이라고 불리는 주변증상으로 나뉜다. 주변증상은 국제노년정신의학회가 2000년에, 치매성 질환에 있어서의 문제행동을 치매의 행동심리학적 특징(BPSD)[3] 이라고 규정하고 있다. 대표적인 BPSD의 정신증상으로서는 망상, 환각, 우울기분, 수면장애, 불안, 오인, 초조 등이 있어 행동의 이상으로서 공격, 흥분, 배회, 방황, 불안정, 부적절한 행동을 들고 있다. 특히 낙상을 일으키기 쉬운 것은 폭언 · 폭행 등의 공격성, 배회 등의 불안정과 그 기타의 영역에 들어갔던 위험행위, 타인과의 다툼 등이 있다. 이러한 것들은 앞에서 말한 실행, 실인 등이 추가되면, 더욱 낙상하기 쉬운 상태로 된다. 치매성 노인의 BPSD에 대해서는 여러 차례 평가가 필요하다.

### Point 치매의 행동심리학적 특징(BPSD)을 가진 노인의 낙상예방이란?(그림 4-3)

Hall에 의하면, BPSD 등의 치매성 노인의 혼란은 스트레스역치가 저하되어 스트레스에 대처할 수 없기 때문에 일어난다고 가설을 세워놓고 있다.[4] 일반 사람들도 스트레스가 높아지면 불안행동 등이 일어나는데 스트레스를 인지하는 것으로서 스트레스는 감소하고 불안행동은 가라앉는다. 환경에 적응할 수 없는 것과 관련된 스트레스가 축적되면 극도로 불안정한 행동, 파멸적 행동이 일어난다. 그러나 스트레스가 경감하여 환경에 적응할 수 있다면 BPSD는 감소되고, 본래의 차분한 상태로 되돌아간다. BPSD가 많은 노인에서도 예전의 익숙한 음악을 듣거나 노래하거나 할 때에는 공격성이나 불안정 등의 행동은 전혀 나

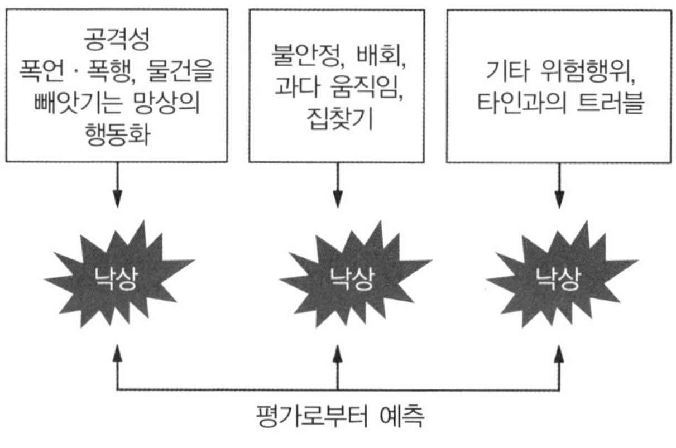


**그림 4-3** 치매성 노인의 치매의 행동심리학적 증후에 의한 낙상

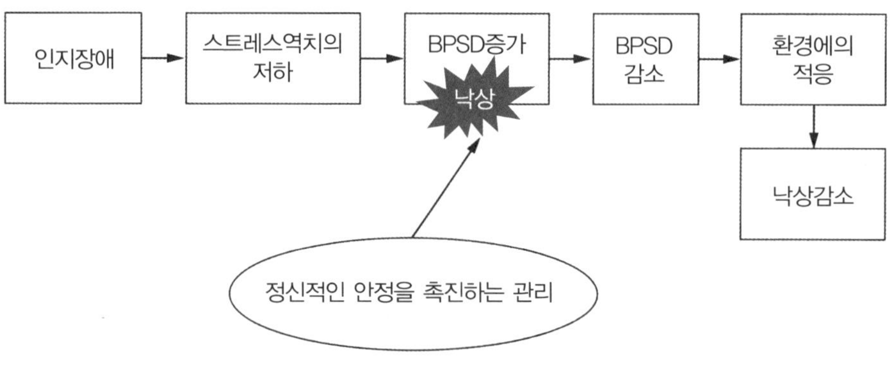


**그림 4-4** 인지장애가 있는 노인의 낙상예방 모델

타나지 않는다. Hall의 가설을 저자가 응용하여 **그림 4-4**의 인지장애가 있는 노인의 낙상예방의 모델을 고안하였다. 오리엔테이션 훈련(RO : Reality Orientation), 음악요법, 회상요법 등 여러 가지 정신적 안정과 현실을 인식하는 요법[5]을 행하는 일은 혼란이나 부적절한 행동을 예방하고 낙상의 감소와도 연관된다. 노인이 친숙해지는 환경, 과거의 생활을 되찾는 일도 BPSD를 경감시키는 일과 연계된다. 현재 유니트케어(unit care), 그룹 홈 등에서는 노인이 본래의 생활환경을 되찾아 BPSD도 감소한다고 보고되고 있다.

### Point 치매성 노인의 섬망을 수반하는 낙상이란?

섬망은 뇌기능의 일시적인 저하로서 급성적이며 가역적인 의식장애에 의한 것이다. **표 4-3**과 같이 섬망과 치매는 구별 · 감별되어야 하지만 치매증의 배경에 섬망이 출현하는 경우도 많다.[6] 치매환자에 많이 나타나 BPSD를 악화시키는 요인이 된다고 생각된다. 수면 · 각성리듬의 장애 등도 관련하고 있다. 사고로 착란이 발생하여 수시로 망상, 환각 등과 연관되는 일도 많다. 야간에 악화되는데 야간의 섬망은 낙상으로 이어지기 쉽다. 정신증상의 악화에 대하여 향정신약을 증량하면 노인의 경우에는 다제투여, 과잉투여로 되기 쉬운데 노화에 의한 대사기능의 변화로부터 약물기인성의 정신장애를 일으키는 일도 있다. 섬망은 흥분행동을 쉽게 일으켜 낙상을 일으키기 쉽다. 섬망은 야간의 불면 등 일간리듬이 장애를 받는 때에 생기기 쉽다.

표 4-3 섬망과 치매의 임상적 감별

| | 섬 망 | 치 매 |
|---|---|---|
| 증세발현 | 급성<br>때때로 야간에 발생 | 완서, 잠행성 |
| 기간 | 수시간에서 수주간 | 수개월에서 수년 |
| 경과 | 동요성, 청명한 때도 있다.<br>야간에 더욱 나빠지기 쉽다. | 비교적 안정, 하루 사이에 변동없음 |
| 지각의 장애 | 잘못 보는 일, 잘못 듣는 것 등의 착각이 많다.<br>환각도 수시로 보인다. | 지각의 장애는 많이 눈에 띄지 않는다. 환각은 없을 때가 많다 |
| 기억의 장애 | 착각이 많다 | 특히 단기기억은 장애되기 쉽다 |
| 사고의 장애 | 사고의 정돈이 없으며 때로 사고착란 수시로 망상(특히 피해적 내용의 것)이 있다. 망상은 종종 착각이나 환각과 결부된다. | 사고의 빈곤화<br>물건을 도둑맞았다는 망상 등이 때로 있지만, 그것은 물건을 잊은 것과 밀접하게 관계된다. |
| 주의력 | 주의력이 산만하여 틀리는 일이 많고 수시로 제한된 것에만 주의를 하게 되고 그것에 주의과잉이 된다. | 전체적인 주의의 감퇴 |
| 수면 · 각성리듬의 장애 | 야간불면, 주간경면 | 섬망이 없을 때에는 수면 · 각성리듬의 장애는 적다 |
| 기분 | 쉽게 노여워 함, 공포 | 감정의 둔화, 때로 감정실금, 다행 |

〔文献 6) 犬塚伸, 高橋徹, 天野直二：痴呆の行動異常判定の原則と基準, 老年精神医学雑誌, 13 (2), 143-151, 2002〕

### Point 치매의 중증도에 의한 낙상의 발생은 다른가?(그림 4-5)

행동이상의 빈도 · 강도는 개인차가 크지만, 행동이상이 눈에 띄는 사람은 그 경과에 있어서도 행동이 활발하다. 행동이상의 빈도는 초기부터 증가해 가며 중기에 최대로 증가하고, 이후는 점차 감소하는 경향이 있다. 즉, 치매의 중등도의 수준에서 오리엔테이션 장애가 있어 상황판단 등이 되지 않으며 ADL에서는 옷갈아입기, 위생관리 등의 도움이 필요한 노인이 행동이상에 관련하는 낙상을 더 많이 일으키기 쉽다. 인지기능과 신체기능이 중등도의 장애를 받은 경우에 많고 이 시기의 노인이 공격성, 불안정 등을 보이는 경우 낙상하는 것이라고 생각된다.[7] 낙상의 결과 대퇴골 경부골절 등 중증의 외상을 일으켜 침대에 누워만 있게 되는 수도 있다. 중증의 경우에는 신체장애도 병발하고 있기 때문에 휠체어를 사용하는 일이 많고, 공간인식이 되지 않는 등으로 휠체

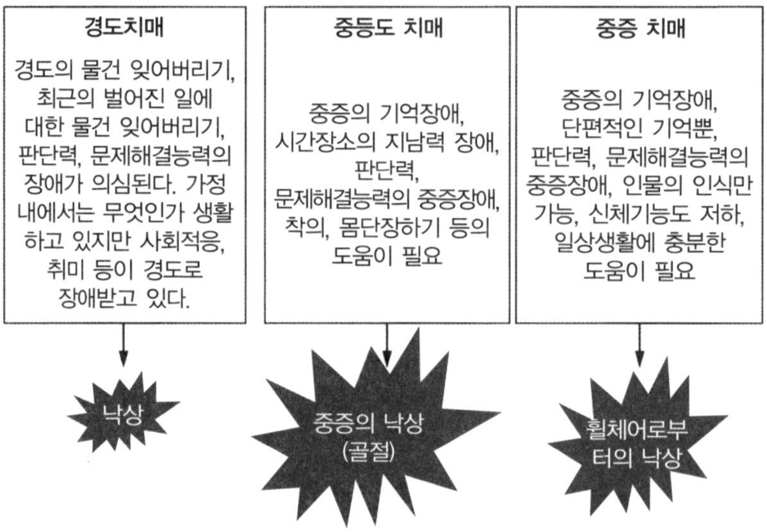


그림 4-5 치매의 중증도와 낙상

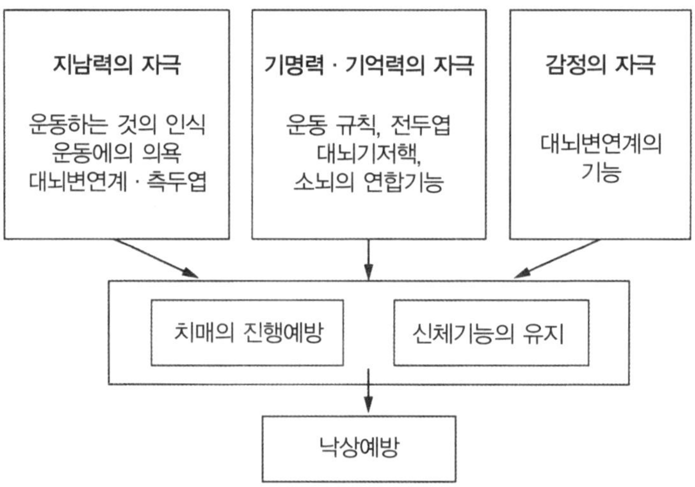


그림 4-6 인지기능의 측면에서 본 운동의 효과와 낙상예방

어에서의 자세가 불안정한 일에 대해서 본인은 알아차리지 못하여 휠체어에서 낙상하는 일도 많다.

### Point 치매성 노인의 운동은 낙상을 예방하는가? (그림 4-6)

하지의 기능유지의 측면에서 운동의 중요성을 제3장에서 기술하였다. 운동은 인지기능에 대해서도 방향감각의 자극, 기명력 · 기억력의 자극, 감정의 자극을 가져오게 되므로 치매의 진행예방의 효과도 기대된다. 활동성을 자극하여 집중력, 주의력을 높이는 운동은 인지기능을 유지하여 낙상의 예방에도 연계된다. 그러나 치매가 진행된 노인에서는 게이트 볼 등의 룰을 이해하고 타인과의 반응을 이해하는 등 복잡한 것은 적합하지 않다. 물건을 잊어버리는 일이 뚜렷하거나 경도의 치매의 경우에는 활동성을 높여 집중력, 주의력을 높이는 산책, 조깅, 탁구, 수영 등 전에 하고 있던 것을 하는 것이 좋을 것이다. 치매증상이 중등도 이하면, 인지기능도 신체기능에 맞추어 레크레이션적 요소가 높은 것을 받아들이는 것이 좋다.

## B. 낙상 위험 평가 (넘어짐 위험 평가)

### Point 낙상을 예측하기 위한 인지기능평가 척도는?

치매는 서서히 진행하기 때문에 정기적인 기능평가가 필요하다. 치매를 위한 평가척도에는 지적기능검사(질문식), 행동평가검사(관찰식), ADL 평가검사가 있다. 지적기능검사(검사법)는 개정 하세가와식 간이지능평가 척도(HDS-R, **표 4-4**), Mini-Mental State(MMS)가 대표적인 것으로서 대상자를 면접하고 장소, 시간의 방향감각, 단기기억 등을 검사하지 않으면 안되기 때문에 임상심리검사에 관한 전문지식이 필요하다.[9] 관찰식의 행동평가는 평가자에 의하여 다른 경우도 있어서 동일한 담당자가 계속하여 행하는 것이 바람직하다. 인지기능검사는 본인이 틀렸어도 안심하고 대답할 수 있는 분위기를 만들어주는 것이 중요하다. GBS척도①는 행동평가법이지만, 운동기능, 지적기능, 감정기능, 치매에 공통된 그 밖의 증상으로서 BPSD②가 거론되어 있어 ADL의 상황 등도 포함하여 치매노인의 상황을 파악할 수 있기 때문에 치매성 노인이 많고 치매환자의 관리를 중심으로 하고 있는 입원시설에서는 비교적 사용하기 쉽다고 생각된다. GBS척도에서 운동기능이 3개 이상, 치매에 공통된 증상에도 3개 이상의 장애가 있는 경우에 낙상을 일으킬 가능성이 높다.

Clinical Dementia Rating(CDR)(**표 4-5**)은 임상적인 치매의 중증도를 평가하는 척도지만, 단순히 중증도를 평가한다면 이것만으로도 족하다. CDR은 건강(CDR 0), 치매의 의심(CDR 0.5), 경도치매(CDR 1), 중등도치매(CDR 2)로부터 중증치매(CDR 3)의 5단계가 있으며, 특별히 낙상하기 쉬운 것은 중등도 치매이다. 기억 이외의 3항목이 기억 장애의 정도도 해당하는 경우에 CDR은 기억장애의 정도에 상당한다. GBS척도는 치매에 연관된 낙상을 일으키기 쉬운 보행, 실금, 동작의 속도, 집중력, 초조 등이 평가되기 때문에 중증치매 요양병동 등의 전문병동에서 사용하는 것을 권장한다.

---

① Gottfries-Bråne-Steen(GBS) Scale. 치매증상을 포괄적으로 평가하는 도구로 반구조화된 면접과 관찰에 의해 평가한다. 인지기능 12문항, 정서 3문항, 일상활동기능 6문항, 행동과 심리적 증상 6문항으로 구성되어 있다.

② behavioral and psychological symptoms of dementia

**표 4-4** 개정 하세가와식 간이지능평가 척도(HDS-R)

| 번호 | 질문 | | 점수 |
|---|---|---|---|
| 1 | 나이는 몇 살인가요?(2년까지의 오차는 정답) | | 0 1 |
| 2 | 오늘은 몇 년 몇 월 몇 일인가요? 무슨 요일인가요?<br>(년 월 일, 요일이 정답이면 각각 1점씩) | 년<br>월<br>일<br>요일 | 0 1<br>0 1<br>0 1<br>0 1 |
| 3 | 우리들이 지금 있는 곳은 어디인가요?<br>(자발적으로 답변하면 2점, 5초 두고 집입니까? 병원입니까?<br>시설입니까? 중에서 정답을 선택하면 1점) | | 0 1 2 |
| 4 | 지금부터 말하는 3개의 말을 말해보세요. 나중에 다시 물을 테니까<br>잘 기억해 두세요.<br>(이하의 계열의 어느 것이든 하나면 채용한 계열에 표를 해둔다.)<br>1 : a) 벚꽃 b) 고양이 c) 전차 2 : a) 매화 b) 개 c) 자동차 | | 0 1<br>0 1<br>0 1 |
| 5 | 100에서부터 7을 순서대로 계속 빼 보세요(100-7은?, 그리고 나서<br>또 7을 빼면? 이라고 질문한다. 최초의 답이 부정확한 경우 그만둔다). | (93)<br>(86) | 0 1<br>0 1 |
| 6 | 내가 이제부터 말하는 숫자를 거꾸로 말해보세요.<br>(6-8-2, 3-5-2-9를 거꾸로 말하게 한다. 3자리 역전에 실패하면 끝낸다.) | 2-8-6<br>9-2-5-3 | 0 1<br>0 1 |
| 7 | 아까 기억해두라고 한 말을 또 한 번 말해보세요(자발적으로 회답이 있으면 각 2점,<br>회답이 없을 경우 이하의 힌트를 주어 정하면 1점).<br>a) 식물 b) 동물 c) 타는 것 | | a : 0 1 2<br>b : 0 1 2<br>c : 0 1 2 |
| 8 | 이제부터 5개의 상품을 보여드립니다. 그것을 감추어 버리기 때문에 무엇이 있었는지<br>말해주세요(시계, 열쇠, 담배, 펜, 동전 등 반드시 서로 관계없는 것). | | 0 1 2<br>3 4 5 |
| 9 | 알고 있는 야채의 이름을 될 수 있는 대로 많이 말해 보세요.<br>(대답한 야채의 이름을 오른쪽 란에 기입한다. 도중에 말이<br>막히면 약 10초간 기다려도 나오지 않는 경우에는 거기서<br>그만둔다.) 0~5=0점, 6=1점, 7=2점, 8=3점, 9=4점, 10=5점 | | 0 1 2<br>3 4 5 |
| 주) 만점은 30점, 20점 이하는 치매를 의심한다. | | 합계득점 | |

〔文献 8) 加藤伸司ほか：老年精神医学雑誌，2：1339，1991〕

**표 4-5** 임상치매평가(Clinical Dementia Rating, CDR)

| | 건강(CDR 0) | 치매의 의심(CDR 0.5) | 경도치매(CDR 1) | 중등도치매(CDR 2) | 중증치매(CDR 3) |
|---|---|---|---|---|---|
| 기억 | 기억장애 없거나 일관성이 없는 약간의 건망증 | 일관성이 있는 가벼운 건망증; 일어난 일을 부분적으로는 기억해 냄 | 중등도 기억장애; 특히 최근의 일어난 일에 대한 것이 심함. 일상생활에 지장이 있음 | 중증기억장애 고도로 학습한 기억은 유지하나 새로운 것은 금방 잊어버린다. | 중증기억장애 단편적 기억만 잔존 |
| 방향감각 | 방향감각 장애 없음 | 왼쪽과 동일 | 시간에 대해서는 장애 있음 검사 장소에 대한 지각 정상; 그러나 그 외의 장소에 대한 감각 장애 있을 수 있음 | 상시 시간의 감각 없음 때로 장소의 감각 없음 | 인물에의 감각뿐 |
| 판단력과 문제해결 | 적절한 판단력, 문제해결 | 문제해결능력의 장애가 의심된다. | 복잡한 문제, 유사성과 차이점 해결에 관한 중등도의 장애; 사회적 판단력은 유지 | 중증의 문제해결능력의 장애 사회적 판단력의 장애 | 판단불능 문제해결불능 |
| 사회적응 | 식사, 장보기, 비즈니스, 금전의 취급, 볼런티어나 사회적 그룹으로 보통의 자립한 기능 | 왼쪽의 활동의 경도의 장애 혹은 그러한 의심 | 왼쪽의 활동의 몇 가지에 관계되어 있어도 자립한 기능을 할 수 없다. | 가정 외(일반사회)에서는 독립된 기능은 할 수 없다. | 왼쪽과 동일 |
| 가정상황 및 취미·관심 | 집에서의 생활취미·지적관심이 유지되어 있다. | 왼쪽과 동일, 혹은 약간의 장애 | 경도의 가정생활 장애; 복잡한 가사는 전혀 못함;고도의 취미·관심의 상실 | 단순한 가사에만 한정된 관심 | 가정내 부적응 |
| 요양보호 상황 | 자가 관리완전 | 왼쪽과 동일 | 때때로 격려가 필요 | 착의, 위생관리 등, 몸 주변의 일에 도움이 필요 | 일상생활에 충분한 요양보호를 요한다. 때때로 실금 |

〔文献 9〕加藤伸司：フィールドにおける痴呆の診断テスト，別冊総合ケア，老人性痴呆症，30-40，1993〕

## C. 낙상 관리 기준 (넘어짐 관리 기준)

### Point 경도치매 노인의 관리의 기준은?

경도치매의 경우에는 기억이 불확실하게 되는 것 때문에 자기자신을 과소평가하거나 우울해지거나 심리적인 억울상태로부터 낮아지는 경우가 있으므로 조심한다. 이런 시기에 잘 조절된다면 치매의 진행도 예방할 수 있는 가능성이 높다.

장기목표 : 매일 규칙적인 생활을 보내고 치매의 진행을 예방한다.

단기목표 :

1. 일상생활에서 흥미 · 관심이 있는 것을 발견하여 매일 수행하는 것으로서 치매의 진행을 예방한다.
2. 자가 관리를 유지하여 안전행동을 취하므로 낙상 · 골절 등의 합병증을 예방한다.

- □ 주치의, 간호사가 연계하여 환자에게 인지능력이 저하하고 있지만, 노력으로 회복할 수 있다는 것을 본인에게 전달하여 회복방법에 대하여 본인과 함께 생각한다.
- □ 취미, 레크레이션 등 과거의 생활에서 즐기고 있었던 것을 현재의 생활에 끌어들여 즐거움을 증가시킨다.
- □ 매일의 레크레이션 같은 것을 같은 순서로 행하는 것이 혼란 없이 진행할 수 있다.
- □ 새로운 것을 하는 경우에는 책이나 힌트 등을 구체적으로 제시한다. 하기 쉬운 일부터 어려운 일에 순번을 두는 것이 본인에게 알기 쉽다.
- □ 날짜 등의 지남력 장애 혹은 오늘 있었던 일들도 잊어버리게 되는 단기기억 장애에는 수첩, 메모 등을 지참시켜 그때마다 메모를 하고 나중에 본인에게 확인시킨다.
- □ 가족 중에 어떠한 역할을 갖게 한다. 식기의 뒤처리, 개의 산책, 화단의 물주기, 손자 돌보기 등 작은 것이라도 본인이 할 수 있는 것을 계속해서 하게 한다.
- □ 슬리퍼, 사이즈가 맞지 않는 구두 등은 사용하지 않는다. 눈 앞에 보이는 장소에 두지 않는다.
- □ 어떻게든 넘어서지 못하는 턱이나 계단, 위험한 장소에 문자를 알아차릴 수 있는 환자의 경우에는 「발치조심」 등 알기 쉽게 명시해 두면 본인도 주의할 수 있게 된다.
- □ 산책, 가벼운 체조 등을 하는 시간을 마련해 밤에 잘 잘 수 있도록 해준다.
- □ 야간의 불면, 낮잠 등이 있는 경우에는 생활리듬을 알아차리는 요인, 예를 들면, 불안 등이 있었는지를 확인하고 경감방법을 검토한다.
- □ 당혹, 착란이 보이는 경우에는 마음이 가라앉도록 환자의 상황에 대하여 듣고 마음을 가볍게 한다.
- □ 신체기능을 유지할 수 있도록 제3장의 근력 트레이닝 등을 생활에 끼워 넣는다.
- □ 비슷한 고민거리를 갖고 있는 환자와 함께 산책, 조깅, 탁구, 수영 등의 집단 트레이닝 등을 행한다.

### Point 중등도치매 노인의 관리의 기준은?

보행 · 이동동작도 불안정한 경우에는 더욱 낙상에 연계되기 쉽기 때문에 주의가 필요하다.

장기목표 : 치매의 진행을 예방하고 신체기능을 유지한다.

단기목표 : 생활 속에서의 위험한 장소를 회피하고 안전행동이 취해지도록 한다. 중등도치매 노인은 신체기능은 자립하여 있는 경우가 많아서 낙상하기 쉽다. 치매노인의 인지기능저하에 관련한 위험을 재빨리 회피할 수 없다거나 복잡한 동작을 할 수 없다거나 충돌하기 쉽다거나 틈에 끼기 쉬운 등의 행동특성[10]을 이해하여 될

수 있는 대로 혼란하지 않도록 도움을 줄 필요가 있다(**그림 4-7**).

- □ 간호사 · 요양보호사와는 낯이 익도록 관계를 만들어 실패 등을 해도 안심하고 있을 수 있는 관계라는 것을 보여준다.
- □ 침대에 익숙하지 못한 노인의 경우에는 바닥에 이불을 깔고 덮고 자도록 할 수도 있다.
- □ 생활환경의 물품은 익숙한 물건, 알기 쉬운 것, 안심감이 있는 것 등을 골라 생활환경에 놓아둔다.
- □ 배회의 목적, 시간 등을 관찰한다.
- □ 인도를 받아 걷는 치매노인에게는 지팡이, 실버카의 사용을 권장한다. 그렇지만 사용방법을 이해할 수 없는 경우도 있기 때문에 적절한 사용방법을 여러 차례 설명한다거나 직원이 관찰하고 있는 때에 사용하게 하는 등의 방법을 검토한다.
- □ 환각을 일으키는 것을 배제한다. 노인에 있어서는 거울을 보고 타인이 있다고 놀라는 경우도 있다.
- □ 화장실의 장소를 알기 쉽게 해준다. 입구에 화장실의 그림을 그린다거나 자기 방에서 화장실까지의 화살표를 붙여서 바로 알 수 있도록 한다. 문자를 아는 경우에는 평소와 같이 써 두면 좋다.
- □ 공간인지장애 등이 있는 환자를 위하여 방바닥 장애물인 문턱이나 계단 등을 없앤다.
- □ 배회는 **표 4-6**과 같이 몇 개로 구분된다. 그 원인, 본인의 목적 등을 명백히 하여 그 원인에 맞는 대책을 생각한다. 시공간 파악의 장애(실인증)에 의한 배회에서는 가장 낙상의 위험성이 높기 때문에 환경의 정비를 최우선한다.
- □ 현실목표를 바로잡아 이름, 장소, 시간, 요일 등을 되풀이하여 말하고 현실에 대한 적응을 촉구한다.
- □ 배회 시에 주소, 성명, 전화번호 등을 명기한 것을 갖고 다니도록 한다. 필요가 있는 대상자에게는 통신기를 사용해서 노인의 위치를 특정할 수 있는 시스템 등을 강구한다.
- □ 공간을 넓게 잡고 안전하게 배회할 수 있는 공간을 만든다.
- □ 화장실, 욕실의 스페이스를 넓게 잡아 심플한 배치, 장소로 만든다.
- □ 광택이 있어 번쩍번쩍하는 물건은 환각을 일으킬 수 있기 때문에 피한다.
- □ 화장실에는 손잡이를 달아준다.
- □ 문, 유리가 부착된 식기장은 부딪히면 위험하기 때문에 피한다.
- □ 잘못 먹으면 위험한 것, 부상을 입기 쉬운 것은 치워 버린다.

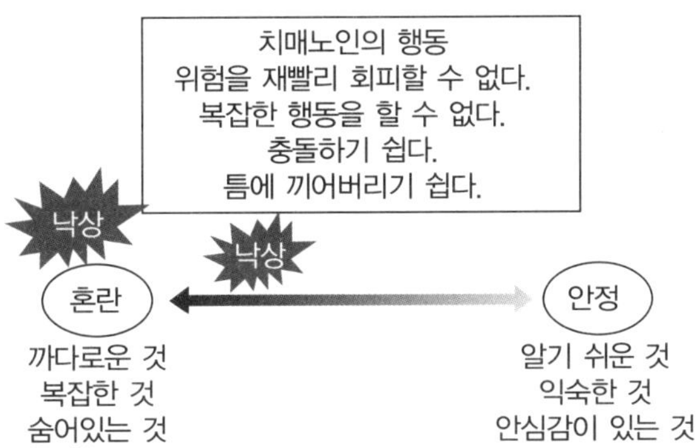


**그림 4-7** 치매노인의 행동의 특징과 낙상의 빈도

**표 4-6 배회의 종류**

| |
|---|
| 잘못 알아차리고 배회 : 직장에 출근하려고 한다거나 자택을 다른 사람의 집이라고 생각해서 귀가하기 위해 외출한다. |
| 반응성에 의한 배회: 대인적인 감정적 혐오에 의한 것, 질타나 냉대에 의한 반발, 고독감 때문에 외출. |
| 잘못 알아차리는 것으로 인한 배회, 충격적인 배회, 섬망에 의한 배회: 장소나 상황을 몰라서 그 중에서 아는 것이나 의지할 것을 찾아서 모색적인 행동 치매성의 무자각한 욕동성에 의한 충동적 배회. |
| 섬망에 의한 배회: 환상(딸이 나를 부르고 있다), 불안(사람들이 덮치고 있다) 등에 의한 소위 몽유병적인 허망한 상태. |
| 시공간파악의 장애(실인증)에 의한 배회: 방이나 출구를 확인하는 것 같지만 알지 못한다. 소위 미로를 방황하는 행동(사람과 부딪칠 때가 많다). |

〔文献 11）室伏君士：痴呆性疾患の問題行動の理解と対応，別冊総合ケア痴呆症，41-48，1993〕

## Point 중증치매 노인의 관리의 기준은?

신체장애를 수반하고 있는 경우도 많고 보행 · 이동은 불가능하며 ADL은 전체 항목에서 도움이 필요한 경우도 많다.

- □ 남아 있는 기능으로 즐길 수 있는 레크레이션 등을 검토한다. 낯익은 음악, 좋아하는 음악, 취미 등을 가족으로부터 듣고 생활 속에서 행할 수 있도록 한다.
- □ 향정신약, 정신안정제 등을 내복하는 경우에는 현기증, 어지러움 등은 없는지를 확인한다. 내복약에 의한 섬망 등이 일어나는 가능성도 있어 부작용의 유무를 확인한다.
- □ 주야역전이 되지 않도록 낮에 될 수 있는 대로 옥외에 나가 일광을 쬐는 등 생활리듬을 회복시킨다.
- □ 방향감각훈련, 음악요법, 동물개재요법 등 환자의 생활배경, 기호 등에 맞는 삶의 질을 높이는 관리를 짜준다.

## ■ 참고문헌


1）長谷川和夫監修：老年期痴呆診療マニュアル，南江堂，1995.
2）大塚俊男，本間昭：高齢者のための知的機能検査の手引き，1996.
3）本間昭：痴呆における行動障害とその評価，老年精神医学雑誌，11（4），361-370，2000.
4）Hall GR, Buckwalter KC：Progressively lowered stress thereshold：aconceptual model for care of adults with Alzheimer's disease, Archives of Psychiatric Nursing, 1（6），399, 406, 1987.
5）福井邦彦監訳：Saxon SV, Etten MJ，老年者のQOL プログラム，医歯薬出版，1992.
6）犬塚伸，高橋徹，天野直二：痴呆の行動異常判定の原則と基準，老年精神医学雑誌，13（2），143-151，2002.
7）北川公子，竹田恵子，池田真由美，中島紀恵子：特別養護老人ホームにおける痴呆性老人の転倒，北海道医療大学看護福祉学部紀要，2，43-49，1995.
8）加藤伸司ほか：老年精神医学雑誌，2：1339，1991.
9）加藤伸司：フィールドにおける痴呆の診断テスト，別冊総合ケア，老人性痴呆，30-40，1993.
10）荒木兵一郎：痴呆性高齢者の住居環境，別冊総合ケア　老人性痴呆症，49-57，1993.
11）室伏君士：痴呆性疾患の問題行動の理解と対応，別冊総合ケア　老人性痴呆症，41-48，1993.

# 제 5 장

# 급성기의 건강장애의 치료와 악화를 수반하는 낙상의 위험 평가와 관리

## A. 건강장애의 치료에 수반되는 낙상(넘어짐)

의료의 첨단화와 인구의 고령화에 따라서 대학병원 또는 전문병원의 첨단 의료의 혜택을 받는 환자들도 고령화하여 80대, 90대의 초고령(노인) 환자를 대상으로 한 심장박동기 삽입수술, 투석 등의 특수치료도 일상화되어가고 있다. 수술이 잘 진행된 노인이라 하여도 노화의 문제와 결부된 합병증, 수술 후 섬망 등 병발하기 쉬워 성인환자의 관리는 다르다. 그러나 특정기능병원에서는 전문치료가 중심으로 되는 경향이 있어 노인의 연령 증가에 따른 신체의 예비력, 생활환경의 적응력의 저하 등은 그리 중요한 문제라고는 생각하지 않는 경향이 있다. 또한 노인은 개인차가 심하여 생리적 노화가 급성질환이나 그 후유증에 의하여 나타나는 병적 노화로 변화하는 염려도 있다.

### Point 입원에 의한 안정과 부동 상황이 노인에게 미치는 영향

수술, 검사 등의 고도의료의 전문치료에 의한 안정과 움직이지 않게 되는 상황은 노인의 체력에 예상 이상의 영향을 미치고 있다. **그림 5-1**과 같이 국소적인 치료는 순조롭지만 치료에 적응할 수 없는 노인은 기능저하를 가져와 낙상을 일으키기 쉽다[1]. 안정에 의해서 일어나는 여러 가지 요인은 기능저하를 일으켜 노인이 낙상하기 쉬운 상황을 만들어낸다. 급성기의 치료를 받는 노인환자의 낙상 위험으로서 생각할 수 있는 것은 평소 복용하던 약의 부작용, 정맥 내 수액치료, 도관 삽입, 인지장애, 신체운동감각기 장애(보행장애, 파킨슨 보행, 편마비 등), 섬망, 불안정, 신체상황의 급변(반열, 수술, 검사) 등이다. 이러한 낙상 위험의 특징을 이해할 필요가 있다.

### Point 치료를 받는 노인환자의 낙상 위험성

급성기 치료를 받고 있는 노인은 생리적 노화의 영향을 받고 있어도 일상생활은 자립하고 있어서 겉보기에는 전혀 환자임을 알 수가 없다. 그러나 급성기의 치료에 의한 생활환경의 변화, 신체 움직임 제한, 야간의 섬망, 통증, 생리적 침습 등에 의한 낙상 위험이 급격히 높아진다(**그림 5-2**). 노인환자가 입원하는 경우에는 이러한 급성기 치료에 의한 변화를 사전에 평가하고 낙상을 예방하는 것이 중요하다. 또한 정상노화와 급성기에 의한 병적노화의 변화를 파악하는 것이 중요하다.

### Point 정상노화와 병적노화

노화는 연령에 따라 일어나는 변화이고 생리적 노화와 병적 노화로 구별할 수 있다(**그림 5-3**).

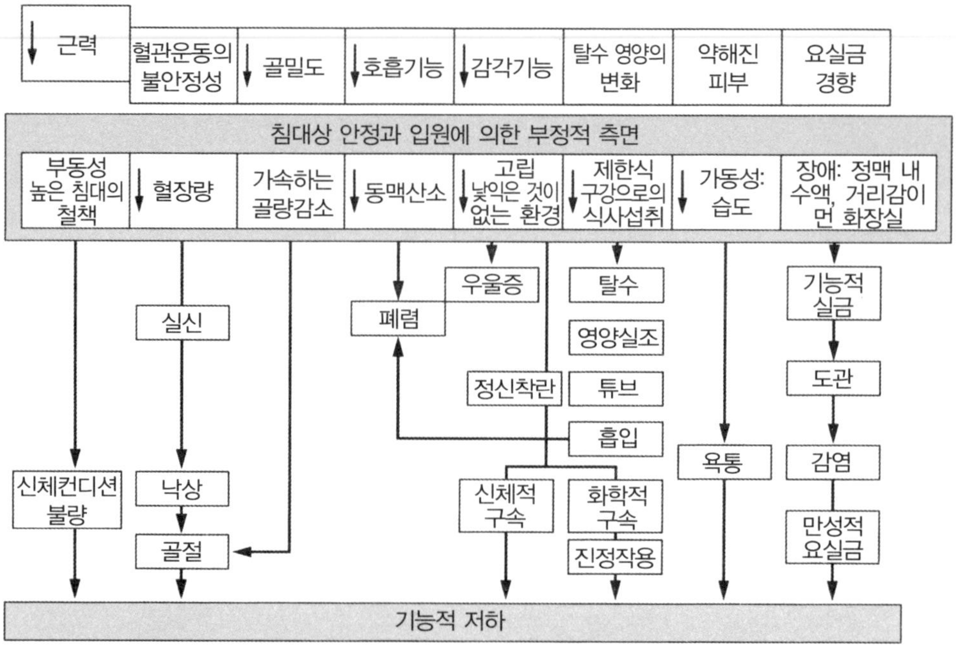


**그림 5-1** 노인 입원환자에 있어서 침상 안정과 부동상황

［文献 1）Hendrich A：Fall, immobility, and restraints a resource manual, Mosby, p.5-28, 1996 より著者翻訳］

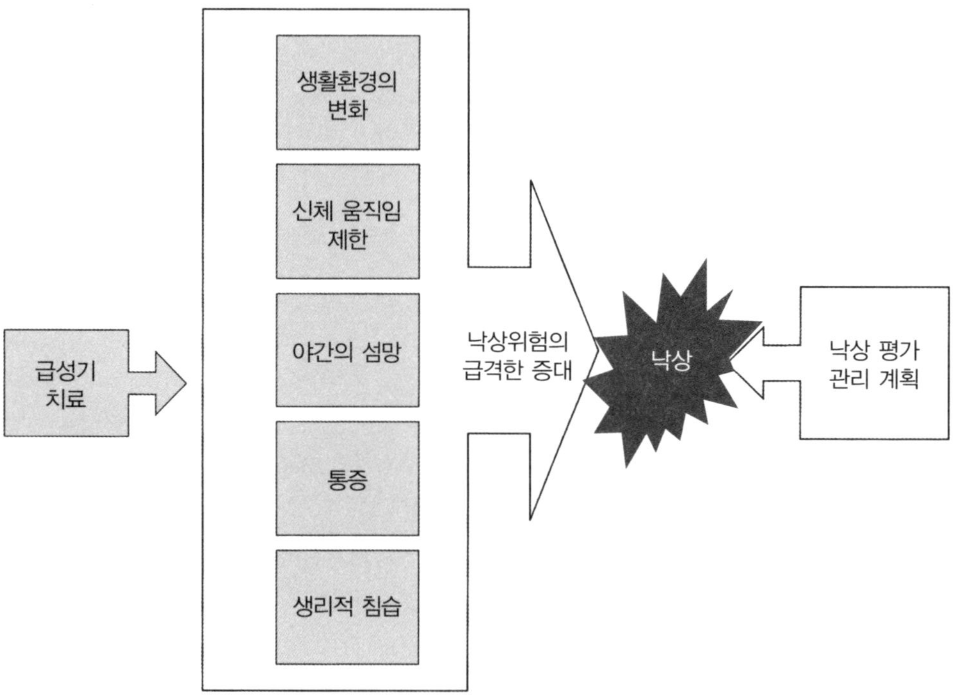


**그림 5-2** 급성기 치료에 의한 낙상

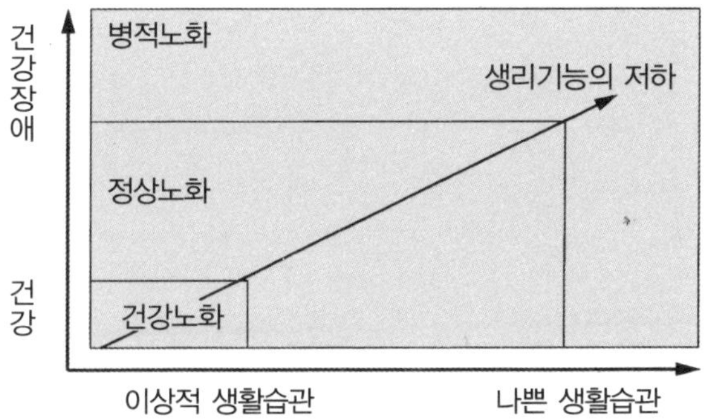


**그림 5-3** 생리기능의 저하와 노화

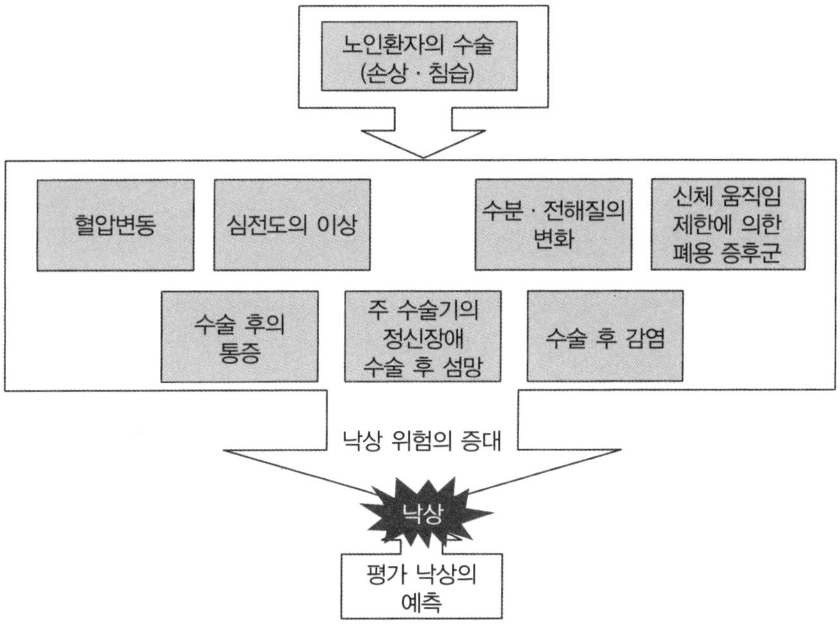


**그림 5-4** 노인의 수술에 의한 낙상

생리적 노화는 노화에 따라 모든 사람들에게 거의 보편적, 필연적으로 진행되고 식사, 운동, 흡연, 스트레스 등의 생활습관이 영향을 미치고 있다. 병적 노화[2]는 급성기의 건강장애에 따른 후유증 혹은 만성기의 건강장애 등에 의해서 출현한 노화로서 고혈압, 동맥경화 등이 그 대표적인 것이다. 최근에는 활동적이며 건강한 생활습관을 지속하여 활발한 노인에게서는 혈당이나 혈압 등이 건강한 성인에서와 다르지 않은 상태를 보여주는 것을 건강노화라고 따로 정의하고 있다. 정상노화는 생활습관에 의한 위험이나 잠재적인 건강장애를 가지고 있는 상태이다. 생리적 노화는 건강노화와 정상노화의 양면을 보여주고 있는 것이다.

### Point 수술 · 검사 후의 노인환자의 낙상

노인의 수술에 의해서 일어나는 수술 후 생체반응은 노인의 낙상위험을 단숨에 높여준다(**그림 5-4**). 노인은 수술 중의 출혈, 마취의 영향으로부터 쉽게 혈압의 변동을 가져오기 쉽다[3]. 고혈압, 동맥경화증을 수반하는 노인은 이러한 순환기의 반응이 수술 후, 수일은 일어나기 쉽고 침대를 떠날 때에 혈압변동 등이 없는지 충분히 평가할 필요가 있다. 침대를 떠날 때에는 기립성 저혈압의 가능성도 높다. 수분, 전해질의 변화, 특히 수분의 부족으로 쉽게 탈수로 인한 의식장애를 가져와 침대를 떠난 후의 보행은 위험하다. 수액이 과잉된 경우에는 부종을 일으키나 요로 도관 제거 후에는 빈뇨가 되어 수술 후의 체력을 소모한 시기에 보행동작, 배설동작이 많다면, 낙상의 위험성도 높아진다. 수술 후의 폐용 증후군은 근력을 저하시켜 노인의 보행을 장애한다. 그 때문에 침대를 떠날 때에는 충분한 관찰이 필요하다. 수술 후의 정신장애, 섬망은 통상 수술 후 1~3일은 일견 정상의 기간 후 불면, 불안 등이 일어나서 방향감각 장애, 다변, 이상행동이 출현한다. 무엇인가의 대사이상이 기반에 깔려있다고 생각되지만, 그 원리는 충분히 알려지고 있지는 않다. 침대를 떠나서 낙상을 일으킬 가능성이 높다. 노인의 경우 수술 후 감염, 심합병증, 폐렴, 장합병증 등이 많은데 발열 등에 의하여 체력이 소모되거나 저영양, 전해질이상 등이 속발하는 증상에 의해서도 낙상은 일어날 수 있다.

### Point 누워만 있는 치매노인의 수술영향과 낙상이란? (그림 5-5)

누워있기만 하는 등의 ADL이 저하된 노인이 수술을 받을 경우에는 수술 전부터 낙상의 고위험일뿐 아니라, 수술 후의 생존율도 나쁜 것이 보고되어 있다[3]. 치매노인의 경우에는 고지(告知)에 입각한 동의의 문제도 있어 본인의 수술에 대한 이해력은 현저하게 저하되고 있는 것은 말할 필요도 없다. 수술 후의 섬망 등도 치매환자는 다른 환자보다 한층 일어나기 쉬운 상태에 있다. 수술 후의 합병증도 저알부민 혈증, 순환기계 장애, 뇌혈관 장애, 호흡기 합병증 등의 출현이 ADL저하가 없는 노인에 비하면 높은 비율로 나타나고 있는 것이 특징이다. 노인의 수술 후의 합병증에는 위암의 수술 후 등이 많지만 이러한 수술 후의 기도 내 감염, 식사섭취의 관리 등이 곤란한 것 등의 영향도 생각하게 된다. 통증 때문에 수술 후의 이상, 재활이 순조롭지 못하면, 더욱 ADL의 저하를 일으킬 가능성이 있다. 이러한 환자에 대해서도 적어도 수술 전과 같은 인지기능, 자립기능까지 회복시키는 것을 제1의 목표로 하지 않으면 안 되지만, 그러한 경우에도 낙상관리가 중요하게 된다.

### Point 노인의 수액요법에 관련된 낙상위험이란? (그림 5-6)

노인에서는 세포 내의 수분함량이 적기 때문에 탈수를 일으키기 쉬워 심신기능의 저하를 가져오기 쉽지만 역으로 과잉수액 또한 중증인 위독한 상태에 빠뜨리기 쉽다[3]. 그 결과 수액치료에서는

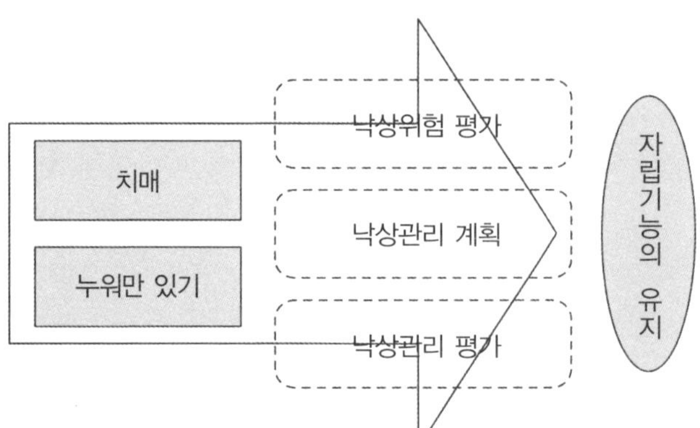


그림 5-5 수술 후의 평가

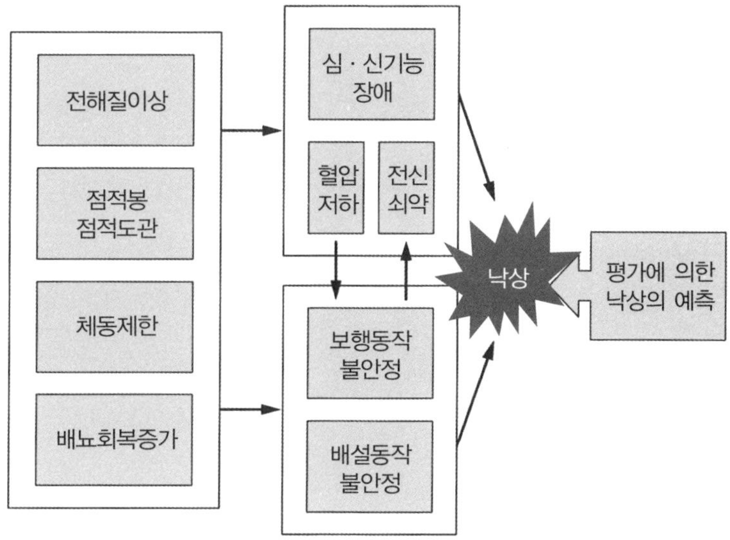


**그림 5-6** 노인의 수액요법의 평가

노인의 수분보급의 과부족이 낙상뿐 아니라, 위험한 상태를 가져오기 쉬운 것을 항상 고려하지 않으면 안 된다. 보행 가능한 노인에 있어서도 전해질이상 때문에 체위의 변화에 따른 혈압저하, 부정맥을 일으킬 가능성이 높고, 침상을 떠날 때에 낙상하기 쉽게 된다. 발룬 도관을 삽입하고 있지 않는 경우, 수액요법 중에 배뇨횟수가 증가하여 수액 중의 수액병, 튜브를 장치한 대로의 배설동작은 불안정하게 된다. 수액치료가 필요한 원인질환에 따른 신체기능 저하의 영향도 가미되어 낙상위험은 높은 상황이라고 말할 수 있다. 노인이 처음으로 수액치료 중에 배설하는 경우에는 보행상태를 평가하고 실제로 화장실까지 동반하여 배설동작을 충분히 할 수 있는지 확인할 필요가 있다. 수액요법 중 수액을 조심하면서 병실에의 이동, 변기에의 이동, 배설동작 그리고 배설에 의한 신체반응은 노인에서는 상당한 부담으로 된다. 노인의 이러한 상태를 충분히 평가하고 관리계획을 입안하는 것이 낙상예방과 이어진다.

### *Point* 유치 도관, 배출관 삽입 중의 낙상 위험(그림 5-7)

수술 후 또는 신기능이 저하되어 있기 때문에 발룬 도관이 삽입되지만, 원래 실금은 낙상 위험의 하나이다. 유치 도관, 배출관 삽입 중의 노인은 치료 중의 원인질환 혹은 골반저근군이 저하되어 있어 동시에 전신쇠약 혹은 하지근력 저하도 예측된다. 유치 도관에 의한 요도점막, 방광 삼각부 점막의 자극, 염증 등의 합병증이 보이는 경우도 많다. 도관 제거 직후도 급하게 침대를 떠나려고 하면 근력저하 때문에 보행이 불안정하게 되거나 위에서 말한 합병증 때문에 잔뇨감이 있어 자주 화장실에 가는 등 보행횟수도 증가하기 때문에 더욱 낙상의 횟수도 증가한다. 배액장치 삽입 중의 환자는 감염증 등의 합병증으로 와상기간이 장기에 이르고 있는 가능성이 높다. 이와 같은 상황에서는 침대 위의 안정의 경우가 많아 전신의 폐용 증후군이 진행되고 있는 가능성이 높다. 특히 하지근력의 저하에서는 화장실 보행의 경우에 낙상을 일으키기 쉽다. 노인의 수술 후 최초로 침대를 떠날 때에는 보행상황을 충분히 평가할 필요가 있다(자세하게는 「제3장 보행 · 이동장애에 의

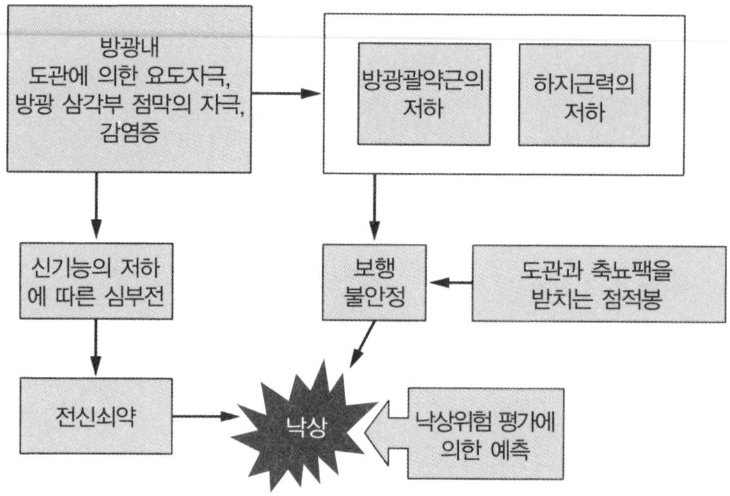


그림 5-7 유치 도관 · 배출관 삽입 중의 낙상

한 낙상의 위험 평가와 관리」를 참조).

### Point 정신안정제, 수면제의 낙상 위험

입원하면 생활환경이 바뀌어 노인환자는 수면장애를 호소하는 일이 많다. 또한 불안정 혹은 초조 상태의 치매환자, 섬망 상태의 환자에게 진정의 목적으로 수면제를 투여하면, 한층 혼란되어 낙상의 위험이 높아진다. 노인의 경우는 약물대사 지연, 수면약의 부작용[4)]으로서 과진정, 어지러움 등의 기립성 저혈압, 발이 무겁다고 두려워하는 등의 파킨슨 증상, 흔들림 등의 근이완작용이 일어나기 쉽고 그 때문에 낙상위험이 높아진다(**그림 5-8**). 노인은 야간에 배뇨 때문에 화장실에 이동하는 일이 있어 기립 시, 침대로부터의 이동 시, 보행 등에서 부작용 때문에 흔들려 낙상하기 때문에 투여시간, 투여량, 배뇨 시의 확인 등이 필요하다. 벤조다이아제핀계 약제 등은 반감기에 의한 초단기형(6시간 이내), 단기형(6~12시간), 장기형

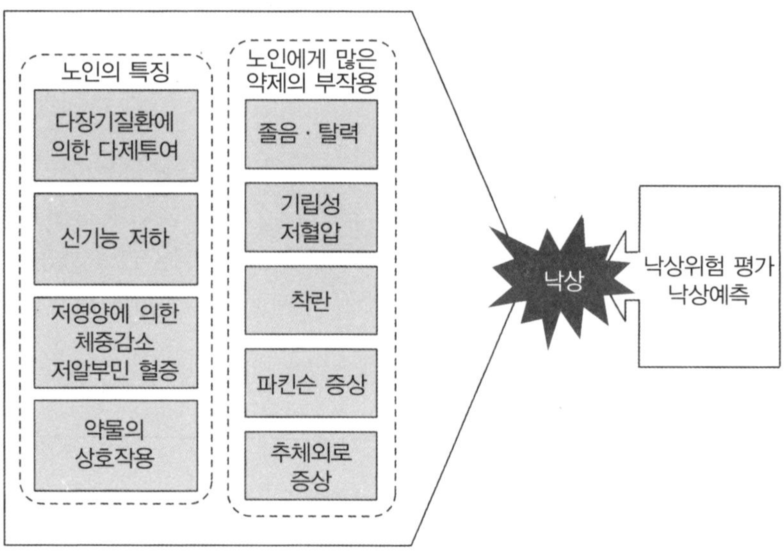


그림 5-8 약제의 부작용에 의해서 일어나는 낙상

(24시간 이상)으로 분류되지만 노인은 약물대사가 저하하고 있기 때문에 약물의 소실 반감기가 지연되어 최고혈중농도가 증대하는 경향에 놓여 초단시간형이라도 중간형으로 될 수가 있다. 장기간 투여하는 경우도 축적효과로 과량으로 된다. 정신안정제, 수면제의 내복 중의 노인에서는 부작용의 출현에 주의하고 부작용이 있을 때에는 담당의에게 감량의 필요성에 대하여 상담한다.

## B. 건강장애의 악화로 인한 낙상의 특징(넘어짐의 특징)

급성기의 건강장애가 있는 노인의 특징의 하나로 증상의 비정형이 있어 신체증상 등이 돌연 악화한다. 노인의 신체상태에 대해서는 충분히 이해하는 것이 중요하다.

### Point 노인의 섬망(그림 5-9)

섬망이란 급속하게 발병하여 의식, 주의, 인지, 지각의 변화가 나타나는 상태로서 이와 같은 장애가 하루 사이에 상태가 변화하여 나타난다. 그 때까지의 지적 수준이 돌연 저하하지만 일과성, 가역성이다. 기억장애, 방향감각 상실, 언어장애 등이 있다. 수술 후의 섬망은 수술 후 1~수일간 의식명료기가 있은 후에 발현하는 일이 많다[3]. 수술 후 제1~2일 경의 ICU에 있어서는 의료기기로부터의 알람, 불안, 공포, 주야의 구분도 하기 어려운 환경때문에 노인에게서는 수면장애를 일으키기 쉽다. 그 후 ICU로부터 일반 병실에 전과하고 나서 2~3일 동안 다변, 불면, 주야역전, 흥분, 배회, 방향감각 상실, 환각, 망상 등의 증상도 일으키기 쉽다[3].

### Point 발열, 탈수, 요통(통증)에 의한 낙상

발열은 불안정, 탈수, 실신 등의 증상을 일으키기 때문에 주의가 필요하다. 요통 등은 노인에 많은 증상이다. 여성의 경우에는 특히, 척추압박골절로 오는 요통인 경우가 많다. 요배부통이 급격히 일어나 수주간 후에 경감하지만, 재차 골절하는 경우에 요배통이 일어난다. 압박골절은 흉추하부와 요추에 많고, 원배 등의 불안정한 자세로부터 요배통이 강해지는 경우가 많다. 통증때문에 활동범위가 저하하고 있는 때의 골절은 대퇴골경부골절도 쉽게 일으킬 수 있기 때문에 주의가 필요하다. 변형성 슬관절증에 의한 운동통은 정좌로부터 일어설 때의 통증이 강해져 걷기 시작하면 일단 통증은 소실하는데, 보행을 계속하면 통증이

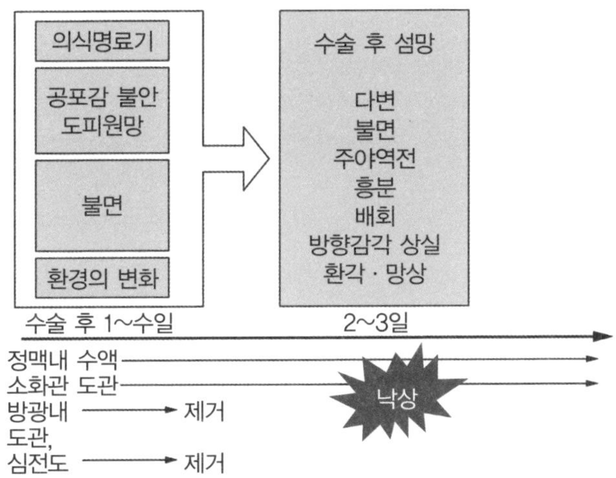


그림 5-9 섬망에 의한 낙상

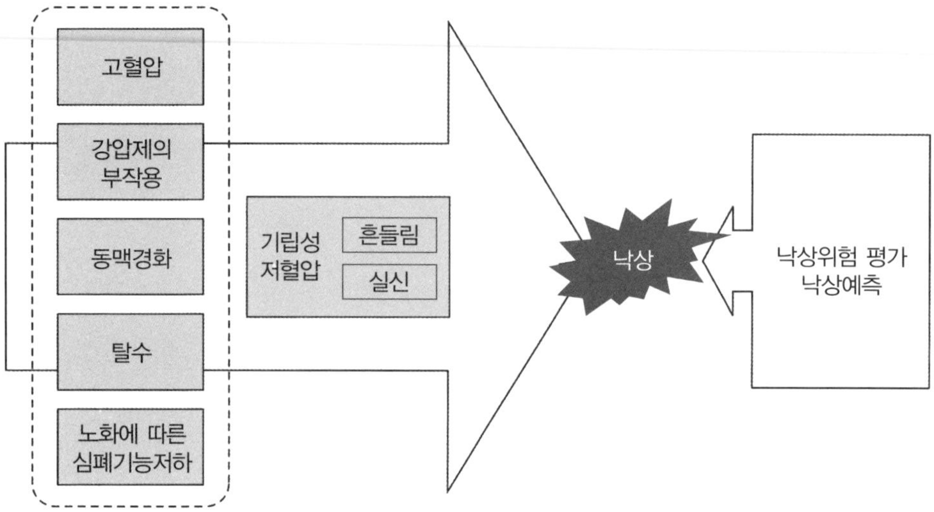


**그림 5-10** 기립성 저혈압에 의한 낙상

심해진다. 이러한 통증 때문에 보행이 불안정하게 되어 낙상하기 쉽다.

### Point 노인의 혈압변화가 미치는 낙상

고혈압을 가진 노인은 혈압변화, 빈맥, 부정맥을 일으키기 쉽고 기립성 저혈압을 일으키기 쉽다(**그림 5-10**). 특히 기립성 저혈압은 노인의 약 20%에서 보이고 있다. 기립 후에 수축기 혈압이 20mmHg 이상, 확장기 혈압이 10mmHg 이상 저하하면 저혈압이라고 판단된다[5]. 80세 이상의 노인에서는 식후에 저혈압이 일어나는 일도 있다. 식후 1~2시간 후에 일어나는 순간 실조로서 식후의 복부장기에의 혈류증가에 따른 적합부전이라고 생각된다. 배뇨, 배변 후의 실신을 일으키는 경우가 있는데 혈압수용반사가 저하한 노인에게 많고 발살바(Valsalva)반응의 실조가 관련되어 있다.

## C. 낙상 위험 평가 (넘어짐 위험 평가)

급성기의 건강장애를 가진 노인의 심신의 상태에 관하여 자세하게 기술하여왔다. 다음에는 급성기의 건강장애의 치료로서 대표적인 수술과 수술 후 섬망에 관한 낙상예방의 위험 평가와 관리기준을 열거한다.

### Point 수술 전 노인의 평가

노인의 수술에 관련된 전반적인 낙상예방뿐 아니라, 섬망, ADL 저하, 치매 등의 문제도 포함시켜 열거한다.

- □ 80세 이상 : 80세 이상의 개복수술에서는 40%, 림프절곽청을 수반하는 수술에서는 50%가 섬망을 보인다.
- □ 수면장애 : 수면장애는 섬망과 연결되기 쉽다. 평상시라도 수면장애가 있는 노인은 검사필요
- □ 과거의 섬망경험 : 과거의 입원 시에 섬망이 출현하지 않았는가? 자택에 있어서도 섬망상태가 일어나지 않았는가?

□ 수술에 대한 이해도 · 병식 : 「맡깁니다」라고 말하는 경우에도 어느 정도 수술에 대하여 이해를 하고 있는가, 인식하고 있는가 충분히 대화를 나눌 필요가 있다.

□ 사회복귀에 대한 불안 : 본인과 가족의 희망이 다를 경우도 있어서 충분히 이야기를 나누는 것이 중요하다.

□ 우울증, 심기증, 심인반응 : 이러한 증상이 있다면, 수술 후 더욱 불안정한 상태로 되면 증상이 악화할 가능성이 높다.

□ 알콜 의존 : 매일 음주하고 있던 노인에서는 음주로부터의 이탈증상이 출현하는 경우가 있다.

□ 통합실조증(정신분열증), 조울병 등의 정신병의 기왕 : 수술 중에는 내복약의 중단을 위하여 증상이 악화할 가능성이 있다.

□ 침대에 누워있기만 하는 노인의 ADL의 상황 : Katz의 ADL 지표 등 기본적 ADL을 사용하여 일상생활동작의 수준을 확인한다. 기본적 ADL 뿐이라면 재택생활은 불가능하기 때문에 기본적 ADL이 충분히 자립하고 있는 노인은 수단적 ADL에 대하여도 평가할 필요가 있다. 수술 후의 관리를 목적으로 한다면, 수술 전의 상황까지도 회복시킬 수 있게 된다.

□ 치매노인의 인지기능 : 간단한 검사법으로서는 날짜, 요일 등을 확인하면 된다(「제4장 인지장애에 수반되는 낙상 위험 평가와 관리: 낙상을 예방하기 위한 인지기능평가 척도」(50쪽) 참조). 알 수 없을 때에는 개정 하세가와식 간이지능평가, mini mental state examination(MMSE) 등을 실시한다. 어느 것이든 선별 검사이며 30점 만점에서 24점 이하는 치매가 의심된다. 나아가서 확정진단을 위한 검사가 필요하게 된다. 수술 전의 상황의 파악도 중요하다.

## Point 수술 후의 노인의 평가

□ 다면, 불면 : 다면, 불면 등의 증후가 사전에 출현하는 경우가 있다.

□ 방향감각 상실 : 시간의 감각장애(예: 한밤중인데 낮이라고 말한다), 장소의 감각장애(예: 병원인데 집에 있다고 말한다)

□ 언어장애 : 언어가 불명료하게 되어 회화를 하거나 문자를 쓰는 일이 곤란하게 된다.

□ 환각, 망상 : 실제로 보이지 않는 물건이 보이거나 들리거나 느끼거나 한다.

□ 불안, 공포, 우울, 역자극성

## Point 수술 후 환자의 관리 기준

수술 후의 노인의 관리기준에 관해서 특히 노인에 출현하기 쉬운 섬망에 대한 기준을 열거했다.

**【수술 전의 목표와 관리기준】**

장기목표 : 정신적 불안이 없으며 의료스탭과도 양호한 인간관계를 유지하여 수술을 받을 준비가 순조롭게 된다.

단기목표 :

1. 섬망에 이어지는 원인이 있다면 곧 대처한다.
2. 합병증의 가능성을 예측한다.

### ■ 관리기준

1. 기왕력, 현 병력을 충분히 평가한다.
2. 사전에 간호사, 주치의와의 인간관계를 양호하게 유지한다.
3. 인지장애가 출현하거나 정신상태의 변화는 없는지, 가정 내의 사정도 포함시켜 자세하게 관찰한다.
4. 수술 등에 관한 불안, 사회복귀에 대한 불안에 대하여 충분히 경청하고 불안에 대한 대책을 세운다.
5. 시각장애 · 청각장애가 있는 경우에는 수술에 대하여 커뮤니케이션이 충분히 되도록 상황을 평가한다. 통상의 방법으로는 지장이 있는 경우에는 다른 커뮤니케이션 방법을 생각한다.

6. 불면이 되지 않도록 야간의 환경에 주의한다.
7. 노인의 경우에는 수술 후의 회복의 상황이 다소 늦어지거나 시간이 걸린다는 것도 말해준다.
8. 투병에 대한 의식, 회복에 대한 의욕을 평가하여 적극적으로 투병생활을 할 수 있도록 정신 상태를 관찰한다.
9. 노인의 삶, 인생을 존중하도록, 회복 후에 어떠한 생활을 보낼 것을 희망하고 있는지를 듣는다.

**【수술 후의 목표와 관리기준】**

장기목표 : 섬망을 일으키지 않고 수술 후 급성기를 순조롭게 회복한다.

단기목표 : 정신적 안정을 도모하여 주야의 역전, 수면장애를 일으키지 않고 지내게 한다.

### ■ 관리기준

1. 침대 주위에서의 의사, 간호사의 일방적인 대화를 삼간다.
2. 의식명료기에는 되도록 말을 걸어준다.
3. 의식이 회복하거나 수술 후의 경과에 대해서 구체적으로 말해준다.
4. 달력, 시계 등을 보기 쉬운 위치에 설치한다.
5. 시간, 날짜 등의 방향감각을 잃기 쉬우므로 오늘은 몇 월 몇 일, 무슨 요일, 시간 등을 알려준다.
6. 평소 친근함을 갖고 있는 물품, 잘 사용하는 물품을 침대 사이드, 머리에 놓아둔다.
7. 검사, 처치의 목적, 방법 등을 사전에 이야기하고 충분한 승낙을 얻은 다음 실시한다. 주간에는 되도록 밝은 방으로 하고, 창의 블라인드 개폐 등도 조절하여 주야의 구별을 한다.
8. 야간의 소음을 되도록 적게 하고, 야간의 처치도 적게 한다.
9. 수술 후의 불안, 사회복귀에 관한 불안 등에 대해서 경청하고 필요하다면 가족의 면회 등을 권한다.
10. 집중치료실(ICU) 체재기간은 되도록 줄인다.
11. 억제대, 불필요한 침대의 철책 등 신체억제를 가능한 한 피한다.
12. 안정 와상에 있어서도 움직임이 가능하면, 폐용 증후군이 진행되지 않도록 재활을 행한다.
13. 섬망 상황은 심한 경우에는 정신과 의사의 도움을 받는다.

### Point 수액치료 중의 평가

수액치료 중에는 탈수 등의 전해질이상에 의하여 혈압저하, 의식수준의 저하를 일으키기 쉽다. 수액치료 중에는 안정되어 있을 때도 많기 때문에 하지의 폐용 증후군이 진행하게 된다. 수액을 유지하여 이동하는 것은 낙상 위험을 높인다. 배설 시는 이동동작도 더해져 문턱이나 높이차가 있는 화장실에서는 더욱 낙상하기 쉽다. 수액에 의한 배설횟수도 많아진다.

- □ 인식기능: 수액치료의 이유를 이해할 수 있는가?
- □ 배설방법: 발룬 삽입 중인 경우에는 영향이 없으나 화장실에서의 배설이 가능한 경우에는 화장실의 이동동작은 가능한가?
- □ 이동 시, 사용하는 점적봉이 넘어지거나 하는 가능성은 없는가?
- □ 이동범위나 화장실에는 문턱이나 계단이 없는가?
- □ 화장실의 개실 내의 점적봉의 취급에 대하여 이해하고 있는가?

### Point 수액치료 중의 관리 기준

장기목표 : 수액요법 중의 배설을 위한 이동 시에 낙상을 일으키지 않는다.

단기목표 : 보행상태를 관찰하여 침대로부터의 이동, 화장실까지의 점적봉을 이동시켜 보행할 수 있다. 배설 시의 점적봉의 유지 등을 이해할 수 있다.

■ 관리기준

1. 배뇨의 관찰을 행한다. 2,000ml의 요량을 누는 것이 바람직하고 1,000ml 이하에서는 탈수, 전해질이상의 가능성이 높다.
2. 중심정맥압의 모니터링
3. 피부의 상태 : 피부의 긴장도의 저하, 부종
4. 구갈 : 혀, 구강 내의 건조
5. 인지기능의 상황 : 인지기능도 저하하고 있는 경우에는 더욱 낙상위험을 높여준다. 수액의 튜브를 뺄 가능성이 있는 경우에는 될 수 있는 대로 본인에게는 보이지 않는 곳에 고정한다거나 고통이 되지 않게끔 해준다.
6. 점적봉의 선별 : 붙잡기 쉬운 것을 선정한다. 문턱이나 계단 등에서 낙상하기 쉽기 때문에 화장실, 복도의 턱이나 계단은 금물이다. 이동할 때에는 안정된 점적봉을 사용한다.
7. 보행동작 : 하지의 폐용 증후군이 진행하고 있는 가능성이 있기 때문에 점적봉을 침상에서 일어나 이동할 때에는 보행상황을 관찰한다. 보행상황에 흔들림, 자세가 불안정한 경우에는 이동할 경우에 간호사를 불러 도움을 받도록 전해준다.

### Point 유치 도관 · 배출관 삽입 중의 낙상 위험 평가란?

- ☐ 보행상황 : 안정하고 있기 때문에 하지의 폐용 증후군이 진행하고 있을 가능성이 있다.
- ☐ 유치 도관 중의 이유를 인지할 수 있는가?
- ☐ 보행 시에 수액을 지탱하는 점적봉은 적합한 것인가?
- ☐ 보행범위에는 턱이나 계단 등의 장애가 없는가.
- ☐ 도관을 뽑을 때에는 방광훈련, 배뇨훈련을 충분히 행하였는가?
- ☐ 발열의 유무 : 배출관 삽입 중의 환자에서는 감염증 때문에 배출관을 삽입하고 있는 경우가 있기 때문에 발열의 유무에 주의한다.

### Point 유치 도관 · 배출관 삽입 중의 관리 기준이란?

장기목표 : 요로감염을 일으키지 않고 조기에 도관을 뽑을 수 있다.

단기목표 : 도관 삽입에 관련한 폐용 증후군 특히 하지근력저하, 골반저근군의 저하를 막는다.

1. 하지의 근력의 저하가 있기 때문에 보행상태를 관찰하여 활동범위를 확대한다. 도관을 뽑은 후에는 조기 이동을 촉구한다. 이동용 용변기 사용을 도와주고, 화장실까지의 보행을 돕고 관찰한다.
2. 도관을 제거할 때에는 도관의 폐쇄와 개방을 되풀이하여 요의를 충분히 아는가를 확인하고서 행한다.
3. 감염방지를 노력하고 도관의 폐쇄, 감염이 없도록 한다.
4. 체온측정을 실시한다. 증상이 비정형적이기 때문에 심한 감염증이 있어도 증상이 가벼운 경우가 있다.
5. 오한, 전율 등을 보이는 상황에서는 혈압저하 등을 수반하여 쇼크상태의 가능성도 있어 안정와상으로 하고, 증상이 안정할 때까지는 배설 도움도 침상에서 실시하는 것이 좋다. 상당히 많은 증상이 출현한 경우에는 전신쇠약의 가능성도 있어서 여명에도 영향을 주는 수가 있다. 원인이 될 만한 감염증의 치료를 위한 관리도 동시에 실시한다.

### Point 혈압변화로 인한 낙상 위험 평가

- ☐ 기립 시의 어지러움증, 일어설 때의 현기증, 실신 등의 유무를 관찰한다.

☐ 혈압측정 : 누워서 5분이 지난 후에 측정하고 기립시켜서 2분 후에 혈압을 측정한다. 기립 시에 수축기압이 20mmHg 이상, 확장기압이 10mmHg 이상으로 저하하면 기립성 저혈압이라고 추정된다. 수축기가 20mmHg 이상 떨어질 경우는 실신, 낙상을 일으키기 쉽다.
☐ 기립성 저혈압을 부작용으로 가지고 있는 혈압강하제, 중추신경작용약 등을 내복하고 있지는 않은가?
☐ 활력증후의 측정 : 심박수가 상승하고 있다면 탈수 등의 가능성도 있다.

【관리 기준】

장기목표 : 순환기계의 혈압의 변동이 없이 지낼 수 있다.

단기목표 : 혈압변동 시에는 적절한 방법을 실시하는 것으로 낙상을 예방한다.

1. 자세교환 시의 혈압측정을 한다.
2. 침대에서 기상하는 경우에는 한 번 자리잡은 위치에서 5분정도 안정하고 나서 침대이동을 행하도록 지도한다.
3. 저혈압의 부작용을 일으키는 약제를 내복하고 있지는 않은가 검토한다. 해당하는 내복약이 있는 경우에는 주치의에게 보고한다.
4. 식후의 저혈압의 경우에는 식후 1시간의 혈압을 측정한다.

## Point 정신안정제 · 수면제의 낙상 평가란?

☐ 내복약의 종류를 확인한다. 특히 정신안정약, 수면약, 향정신약
☐ 우울, 졸음, 기립성 저혈압, 파킨슨 증상 등의 약물의 부작용은 없는가?.
☐ 복수의 약제투여를 하고 있지는 않은가?
☐ 다제병용에 따른 상호작용을 일으키고 있지는 않은가?
☐ 지시한 대로의 내복상황은 지켜지고 있는가?
☐ 신기능, 간기능이 저하하고 있지 않나?

【관리 기준】

장기목표 : 약물의 부작용이 출현하지 않는다.

단기목표 : 약물의 부작용이 있는 경우에는 복용량, 복용방법 등을 주치의와 상담한다.

1. 자기관리를 할 수 있는 노인이라도 아침, 점심, 저녁, 취침 전의 내복약을 구별하는 등 관리하기 쉬운 방법으로 한다.
2. 내복약을 개시할 때에는 부작용에 주의한다.
3. 장기복용하고 있는 내복약이라도 반응성이 변화하여 부작용이 눈에 띄는 경우도 있기 때문에 항상 관찰한다.
4. 가능한 약제의 종류를 줄이도록 하며 복합투여는 없는지, 타과의 약제도 확인한다.
5. 신기능, 간기능 등의 검사 데이터를 확인하고 적절한 혈중농도가 유지되는가?
6. 부작용이 출현하면 주치의와 상담하고 내복약의 계속을 검토한다.

## ■ 인용문헌

1) Hendrich A：Fall, immobility, and restraints a resource manual, Mosby, p.5-28, 1996.
2) 小澤利男：老化と疾患．小澤利男編：エッセンシャル老年病学，p.9-13，医歯薬出版，1998.
3) 林四郎：高齢者の外科手術 Q & A キュアとケア，医歯薬出版，1994.
4) 塩塚慎一：抗精神病薬，抗うつ薬，抗不安薬，睡眠薬．小澤利男，折茂肇　編著：高齢者薬物ハンドブック，p.440-448，中外医学社，2003.
5) 島田和幸：高血圧・起立性低血圧．小澤利男編：エッセンシャル老年病学，p.84-90，医歯薬出版，1998.

제 6 장

# 낙상공포를 수반하는 낙상의 위험 평가와 관리

## A. 낙상공포를 수반하는 낙상의 특징(넘어짐의 특징)

### Point 낙상 공포(fear of falling)란?

낙상 공포는 또 다시 낙상하는 것은 아닌가 하는 불안, 공포감으로서 수행가능한 일상의 생활동작을 피해버리는 등 생활상의 활동이나 행동의 제한에 영향을 준다. 낙상불안이라고 부르기도 한다. 낙상한 노인에의 관리에 있어서는 낙상 후의 노인의 상처나 ADL 저하는 일반적으로 문제시 되지만, 심리적인 문제는 그리 주목되어 있지 않은 것 같다. 그러나 노인에게는 낙상하는 것은 골절 등의 외상과 연결되지 않더라도 자립생활에 대한 좌절체험 등도 있어 그 후의 생활에 불안을 호소하는 노인도 있다. 특히 낙상에의 공포감, 불안감을 심하게 느끼는 노인은 신체기능에 대한 자신을 상실하고 우울상태에 빠져 폐용 증후군 등도 일으키기 쉽다. 이와 같은 낙상 후의 상황은 낙상 후 증후군(post-fall syndrome)이라고 불려 보행장애 등을 일으켜 재낙상한다는 악순환을 되풀이하고 만다. 이와 같은 경과를 거쳐 가정 내에 틀어박히거나 최종적으로는 누워있기만 하는 데 이른다(**그림 6-1**).

### Point 낙상 후 증후군(post-fall syndrome) 이란?

1982년 Murphy가 낙상 후에 심하게 낙상 공포를 나타내 자립보행이 가능한데도 불구하고 보행장애를 일으키는 낙상 후 증후군을 보고하고 있다[1]. 낙상 후 증후군에 대해서는 명확한 임상기준이 있는 것은 아니나, 낙상이 실마리가 되어 생긴

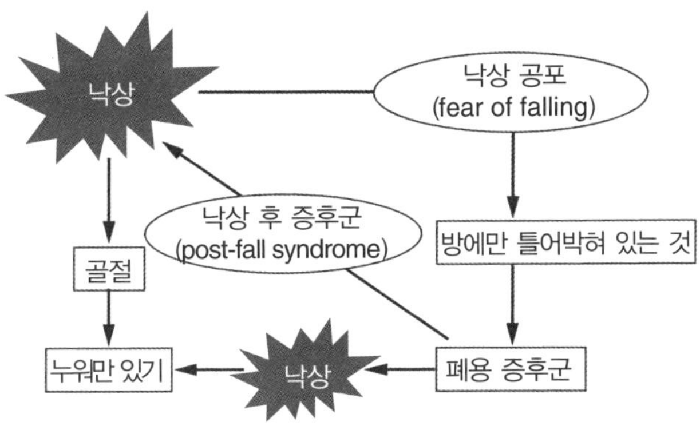


그림 6-1 낙상과 낙상공포, 낙상 후 증후군의 관계

**표 6-1 낙상 후 증후군의 정도와 증상**

| |
|---|
| **경도의 낙상 후 증후군**<br>낙상에 대한 불안, 공포, 낙상하는 것은 아닌가 하는 생각, 필요이상으로 활동을 제한한다. |
| **중등도의 낙상 후 증후군**<br>행동을 할 때에 특징적인 불안이나 망설임을 표시하여 물건에 매달린다거나 꽉 잡거나 한다. 그러나 격려에 의해서는 도움 없이도 일어서거나 걸어갈 수가 있다. |
| **중증의 낙상 후 증후군**<br>공포나 불안을 나타내 눈에 들어오는 것은 무엇이든지 매달리고 비틀거리거나 발이 걸려서 넘어질 것 같거나 돌진하거나 금방 넘어질 것 같이 된다. 도움에 의하여 어떻게든 정상적인 보행으로 된다. |

「또 다시 넘어질지도 모른다」고 말하는 심리적 요인에 의한 균형장애로부터 물건에 매달린다거나 뒤뚱거리는 등의 일련의 보행장애에 관련한 증상을 보이는 것이다(**표 6-1**). 물론 보행장애를 일으킬 만한 뇌신경계, 근골격계의 이상, 소뇌실조 등 분명한 평형감각의 이상이 인정되지 않는 것이 전제이다. 보행의 경우 도움하거나 보행기, 보조구 등을 사용하는 것에 의하여 보행이 가능하게 되는 것이 특징[1]이다.

## Point 낙상 후 증후군의 증상은?

일어서 있는 것만으로도 몸이 흔들리고 이리저리 흔들리는 것들을 호소하지만, 호소는 낙상 공포를 가진 노인으로부터 듣는다. 자세가 불안정하게 되면 심한 공포감을 느낀다고 호소한다. 낙상하여 심하게 지면에 고꾸라져서 심한 외상을 입는다거나, 낙상 후 통증 때문에 자력으로는 일어날 수 없다는 등의 경험이 낙상 공포증을 만드는 큰 요인으로 된다. 그 후 낙상에 의한 외상이 회복되어도 일상생활에 있어서 재차 낙상한 경우와 같은 불안정한 자세균형의 감각이 이전의 낙상 시의 체험을 상기시켜 재차 넘어지는 불안이나 공포감을 불러일으킨다. 낙상이 실마리가 되어 정상적으로 유지하고 있던 평형감각을 놓쳐서 심신의 균형장애를 가져온다. **표 6-2**에 중증의 낙상 후 증후군의 증상과 균형장애의 양상, 특히 무엇이든 주변의 물건을 붙잡는 균형장애[2)3)] 등의 상황에 대해서 설명하였다.

## Point 낙상 후 증후군의 균형장애란?

낙상 후 증후군의 균형장애는 낙상에 의하여 일어나는 낙상 공포, 노년기에 일어나는 여러 가지 심리적 불안감의 영향이 복잡하게 얽혀 있다. 낙상 후의 심리적 요인이 관련된 활동에의 흥미가 소실되고 활동범위의 축소에서부터 나아가서 균형 능력, 서있기 유지에 관련한 근력이 저하하는 등 악순환을 형성하고 있다. 낙상 후 증후군이 있는 노인은 자립보행이 가능한데도 균형장애를 일으켜서 보행이 불안정 혹은 불가능하게 된다. 의자에서 일어서는 것, 기립유지, 보행, 방향전환, 의자에 걸터앉는 등의 동작 시에 있어서 도움을 필요로 한다거나 동작의 수행이 불가능한 경우도 있다. 이러한 동작의 경우에는 **그림 6-2**에 표시한 각 동작에 있어서 평가가 필요하다. 낙상 공포의 유무에 대해서는 「넘어질 것 같아서 두렵습니까」[3)], 「넘어진다는 것이 두려워서 외출을 삼간 적

**표 6-2 중증 낙상 후 증후군의 증상**

**아무거나 붙잡는다**

넘어지는 것에 대한 공포로부터 지탱이 될 만한 물건이면 무엇이든지 간에 매달리거나 꽉 붙잡는다. 휠체어에서 침대에의 이동 등의 경우에 휠체어의 팔걸이나 침대의 보호 칸막이를 놓치 않으려 해서 도움에 의한 이동을 힘들게 한다.

**균형 장애**

심한 균형 장애 때문에 일어서 있는 것이 곤란하게 된다거나 가만히 서 있어서 그 자리에서 넘어질 것 같은 공포를 호소하는 것으로서 지금까지의 자신과 환경의 사이의 시각, 전제, 고유감각이 혼란된 상태이다.

**전방으로 넘어진다**

극단적인 불안으로 충분히 가까운 곳에 가기 전에 의자나 침대 등에 쓰러진다거나 바닥에 주저앉아 버릴 때도 있다.

**뒤로도 넘어진다**

앞으로 낙상할 것 같이 본인은 생각하고 있기 때문에 앞으로 발을 내디뎌 뒤로 넘어진다. 파킨슨 증후군의 환자에서 많이 본다. 낙상을 되풀이하고 있어도 그리 큰 외상을 입지 않고 어느 한 순간 옆으로 쓰러져 있는 것을 발견하게 된다.

| 의자에서 일어나는 것 | 팔걸이에서 신체를 지탱하고 일어선다, 일어서지 못한다, 발 폭의 위치가 떨어져 있다, 일어섰지만 넘어져 버린다. |
|---|---|
| 기립유지 | 신체가 흔들린다, 보폭은 넓다, 비틀거린다, 넘어진다. |
| 보행 | 보폭이 좁다, 비틀거린다, 발이 걸려서 넘어진다, 팔을 내밀거나 팔은 흔들지 않는다. |
| 방향전환 | 비틀거린다, 발이 걸려서 넘어진다, 팔을 내밀거나 물건을 붙잡는다. |
| 의자에 걸터앉는 것 | 팔걸이를 붙잡는다, 의자가 있는 것을 잊어버리고 덜커덩 앉아버린다. |

**그림 6-2 동작과 균형장애**

이 있습니까」 등 물어보면 좋다.

### Point 낙상 공포와 노년기의 심리적 과제란?

낙상했다는 것은 그때까지의 신체적 건강에 대한 좌절체험이기도 하며 자립생활에 대한 자신의 상실이기도 하다. 이러한 것에 추가하여 노년기에 체험하는 배우자의 상실, 고독감, 근친에게 느끼는 죽음 등 심리적인 불안감이 복잡하게 엉켜서 한층 더 낙상 공포를 심하게 만들고 있다. 노인기는 다른 연대와 비교하면 정신장애에 이완되기

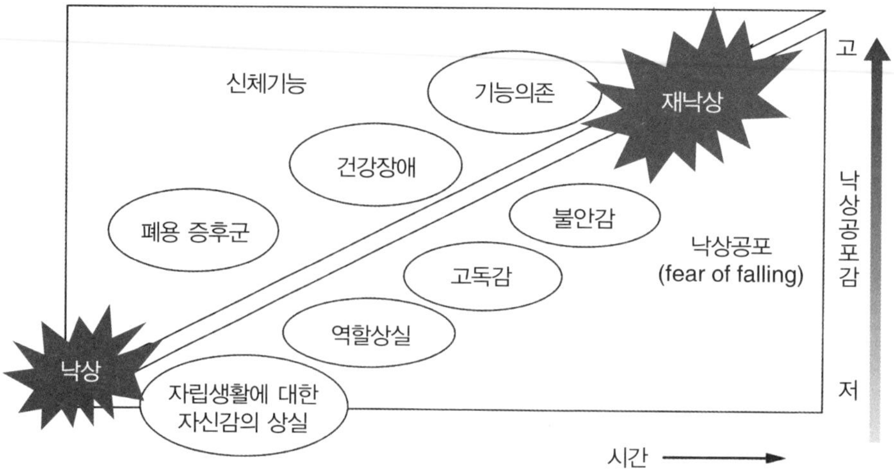


**그림 6-3** 낙상공포과 신체기능 및 노년기의 심리적 과제와 관련

쉽고 정신장애까지 가지 않는다 해도 정신기능이 쇠퇴하여 우울경향, 활동에의 흥미의 감퇴, 의욕의 저하, 고독, 불안 등으로 집안에만 틀어박혀 있거나 누워만 있는 등의 과정에 있어서 독특한 정신증후가 인정된다. 낙상 공포는 낙상에 대한 심리적 반응의 하나이지만, 노인에 있어서는 그 후의 활동성의 영향을 미친다고 지적되고 있다 (**그림 6-3**).

### Point 낙상 후의 낙상 공포 · 낙상 후 증후군 · 정신기능저하의 관계는?(그림 6-4)

낙상 공포는 하나의 심리적 요인이면서도 노인의 생활행동 전체를 활발치 못하게 하고 심한 경우에는 낙상 후 증후군에 빠져서 누워만 있게 된다. 낙상 후에 모든 노인이 낙상으로의 불안이나 공포를 갖는 것은 아니다. 그러나 보통은 낙상하지 않을 만한 안전한 장소에서의 낙상은 노인에 있어서는 건강이나 일상생활 동작에 대한 자신감의 상실, 활동에 대한 흥미의 상실을 일으키고 있다. 낙상 공포는 노인의 회복의욕과 생활의욕, 일상생활활동, 일상동작에까지도 영향을 미치고 있어 자립지원에 관한 관리에 있어서도 중요한 과제라고 말할 수 있다. 노인이 낙상했을 때 큰 문턱이나 계단 등의 높이차나 미끄러지기 쉬웠다는

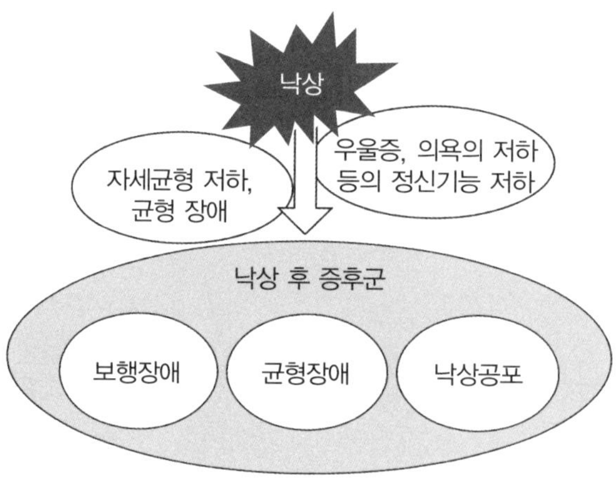


**그림 6-4** 낙상과 낙상공포, 낙상 후 증후군, 정신기능 저하의 관계

등 명백한 원인이 있는 경우에는 심리적으로 영향이 남아있지 않을 수도 있다. 그러나 이전에는 문제도 되지 않았던 문턱이나 계단 등의 높이차나 아무것도 없는 평면에서 낙상하여 골절, 타박 등을 입어 가족의 요양보호를 받는 등, 예상 이상의 부상에 이른 경우에는 움츠러들거나 정신상태가 활발하지 못한 경향을 보이는 경우가 있다. 낙상이 실마리가 되는 활동능력에 대한 자신감의 상실이나 의욕의 저하와 결부되기 쉽고 노인기의 활발하지 못한 정신활동의 영향을 받아 낙상 후에 일어나는 낙상 공포를 수반하는 방에 틀어박혀 있는 일과 연결이 되기 쉽다.

## B. 낙상 위험 평가 (넘어짐 위험 평가)

### Point 낙상 공포에 대한 평가란?

낙상 후의 노인에 대해서 어느 정도의 낙상 공포를 갖고 있는지를 파악할 필요가 있다.

□ 넘어질 것 같아 두렵습니까?

□ 넘어진다는 것이 두려워 외출을 삼간 일이 있습니까?

□ 넘어질 것 같아 두렵다고 느끼기 때문에 신변의 일들에 대하여 도움을 받은 일이 있습니까?

노인은 특히, 먼 거리의 외출, 목욕, 계단오르내리기 등을 피하고 있는 경우가 있으며 어떠한 동작이나 장소에서 낙상 공포를 느끼는지를 파악하여 그것이 일상생활활동에 영향을 끼치고 있는지도 동시에 평가하는 것이 중요하다.

### Point 균형장애에 대한 평가란?

비교적 건강한 재택 노인에 대한 균형장애를 측정하는 검사를 소개한다.

**【재택노인의 균형 능력을 측정하는 눈뜨고 한 다리로 일어서기 검사(그림 6-5)】**[4)]

1. 전방 2m 앞의 목표물을 보고 잘 쓰는 다리로 서 있도록 말한다.
2. 자세를 바르게 하고 편족으로 서서 다른 다리는 균형이 유지되는 위치에 살짝 올린다.

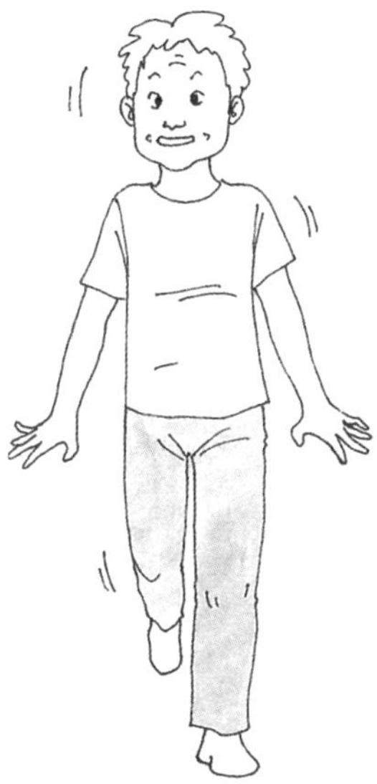

그림 6-5 눈뜨고 한 다리로 일어서기 검사

3. 30초간 측정하여 한 다리로 일어서기 시간을 한 다리로 서기의 시간으로 한다.
4. 양손은 자유롭게 하고 지지하는 다리의 위치가 엇갈릴 때 지지각 이외의 신체의 일부가 바닥에 닿을 때는 균형이 깨졌다고 하여 측정을 중지한다.

【Berg balance scale(BBS)[5)]】

낙상 공포에는 낙상의 관련해서 생긴 균형 장애의 영향도 고려되고 있다. 낙상 후 증후군의 노인은 서 있는 것만으로도 몸이 흔들거리고 비틀거리며 자세가 불안정한 상태로 되면 심한 공포감을 느낀다고 호소한다. Berg balance scale(**표 6-3**)은 일어선다, 의자에 앉는다, 물건을 집는다, 뒤를 돌아본다, 방향을 바꾼다, 오르내리기 발판 승강 등 ADL에 관련한 14항목으로 구성된 척도이다[5-7)]. 『노인의 낙상관리』[8)]에서는 Tinetti의 평형 · 보행 검사[9)]를 소개했는데 평가가 복잡하여 임상에서는 사용하기 힘들기 때문에 우리 나라에서는 균형능력평가로서 BBS가 임상에서 사용되고 있다.

Berg 등의 보고에서는 0~20점: 휠체어 사용, 21점~40점: 도움보행, 41점~56점: 자립이라고 되어 있다. 가사하라 등의 보고에서는 원내에서 자립보행 가능한 것은 42점, 휠체어를 포함한 다른 이동수단을 검토하는 것은 34점 이하라고 되어 있다. 나아가서 가사하라 등은 34~42점에서는 보행보조구의 도입 및 도움자의 도입을 검토하는 시기라고 보고하고 있지만, 균형장애가 있으면서도 이동하고 있어 매우 낙상의 위험성이 높은 시기라고도 말할 수 있기 때문에 관찰이 필요하다.

### Point 재택노인을 대상으로 한 간편한 균형 검사 Functional Reach 검사란?

재택노인 등에서의 급성기의 건강장애, 말기의 병, 시력장애가 없는 노인에게 사용되는 검사다.

**표 6-3** Berg balance scale(BBS)

| 14항목을 0~4의 5단계로 평가한다. | 0 (동작수행불능) | 1 | 2 | 3 | 4 (스스로 혹은 쉽게) |
|---|---|---|---|---|---|
| 1. 일어선다. | □ | □ | □ | □ | □ |
| 2. 서 있기 유지 | | | | | |
| 3. 앉아 있기 유지 | | | | | |
| 4. 의자에 걸터앉는다. | | | | | |
| 5. 트랜스퍼 | | | | | |
| 6. 서 있기 유지(눈을 뜬 채로) | | | | | |
| 7. 서 있기 유지(양발 모음) | | | | | |
| 8. 양수전방 | | | | | |
| 9. 물건을 집는다. | | | | | |
| 10. 뒤로 돌아본다. | | | | | |
| 11. 360° 회전 | | | | | |
| 12. 발판승강 | | | | | |
| 13. 단뎀 서 있기 | | | | | |
| 14. 외다리 서 있기 | | | | | |

〔文献 5）神定守，笠原岳人，草壁孝治：老人病院における運動療法の実際，老年精神医学雑誌，12（12），1391-1394，2001〕

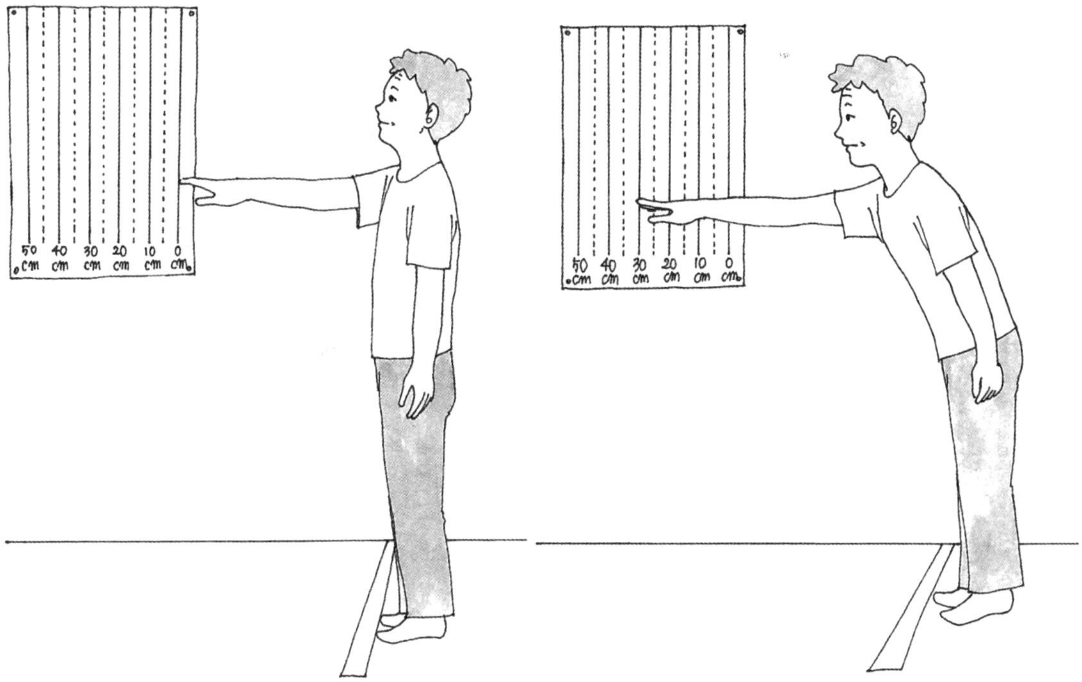


그림 6-6 Functional Reach 검사

〔文献 11〕 감수 : 혼자서 할 수 있는 낙상예방체조, 상급편, 사회보험출판

**【Functional Reach 검사[11-12)]】(그림 6-6)**

대상자의 자주 쓰는 팔의 어깨와 같은 높이의 벽에 고정한 잣대를 사용하여 측정한다. 대상자는 서 있도록 하고 처음에는 벽의 잣대에 대해 평행으로 팔을 올리게 한다. 제3중수골의 선단부분의 위치를 확인한다. 다음으로 균형을 깨지 않고 될 수 있는 대로 멀리 도달하도록 손을 뻗어주게 하고, 다시 제3중수골의 선단부분의 위치를 기록한다. 대상자가 벽에 손을 짚는다거나 발이 앞으로 나아가는 경우는 재차 실시하여 5번을 한다. 70세 이상의 노인의 반 년 이내의 낙상을 목적변수로 한 로지스틱 회귀분석의 결과 전혀 손을 뻗을 수가 없는(0인치) 사람은 그 이후의 사람과 비교할 때 8배나 낙상하기가 쉽다(odds비:8.09배)(**표 6-4**).

표 6-4 Functional Reach 검사와 낙상

| Functional Reach | odds비 | 연령과 인지기능검사를 조정한 odds비 |
|---|---|---|
| 0 인치 | 8.09 | 8.07 |
| 6 인치(15cm) 이하 | 4.03 | 4.02 |
| 6 (15cm)~10 인치 (25cm) 미만 | 2.00 | 2.00 |
| 10 인치(25cm) 이상 | 1.00 | 1.00 |

〔文献 12〕 Functional Reach, Predictive validity in a sample of elderly male veterans, Journal of Gerontology, 47 (3), M93-98, 1992 より著者が翻訳した〕

## Point 건강장애에 의한 균형 장애에 관한 평가란?

낙상 공포뿐 아니라, 건강장애 때문에 균형장애를 가져오는 경우도 있다. 균형장애에 관련한 건강장애 혹은 기타의 요인을 평가한다.

□ 좌위로부터 일어날 때에 지탱이 없이도 가능한가? 하지의 근력저하가 심하면 의자의 팔걸이 등을 짚지 않으면 일어날 수 없는 상황도 있다. 의지할 수 있는 팔걸이, 발이 바닥에 안전하게 된 자세의 의자를 선택한다.

□ 서 있는 것을 유지할 수 있는가?

□ 노화에 수반된 자세가 불안정하게 되어 양발을 모두 모으고 직립자세에서 롱 벨그 자세를 잡을 수 없다. 눈을 감고 롱 벨그 자세를 취한 때에 몸이 동요하는 경우는 소뇌장애 등의 가능성도 있다. 또한 양발 아래의 폭이 넓게 벌어진다. 무엇인가를 붙잡거나 지탱할 수 있는 물건을 들고 있지 않으면 서 있을 수 없는 상황은 균형장애를 보이는 것이다.

□ 보행형태에 이상은 인정되지 않는가?

□ 보폭이 좁고 뒤꿈치나 발끝이 올라가지 않는다. 특히 이상보행, 편마비 보행, 발을 끌고 걷는 보행, 파킨슨 보행, 종종걸음, 돌진 등을 들 수 있다. 환경 속에서 문턱이나 계단 등의 높이차나 미끄러지기 쉬운 것을 없앤다. 또한 화장실, 욕실 등 필요한 장소에는 손잡이를 붙이는 등 충분히 환경정비를 행한다(『노인의 낙상관리』제2장 노인의 생활의 장을 재점검과 자립지원을 권장하는 방안 참조). 파킨슨 보행의 경우에는 바닥에 같은 간격으로 깔아놓은 선을 건너갈 때에는 부드럽게 걸을 수 있다.

□ 동작완만, 어지러움, 흔들림, 균형장애, 혈압저하, 근육의 경직 등을 가져오는 내복약을 먹고 있는가. 어지러움, 낙상이 심한 경우에는 주치의와 상의하여 약의 양을 감소하거나 중지한다. 구체적으로는 항불안제, 항우울제, 수면제 등을 확인한다.

□ 근력저하, 동통, 피로, 불안, 요의절박 등을 가져오는 질환이 있는가. 고혈압, 골조송증, 슬관절염, 파킨슨병, 관절류마티스, 노인성 우울증, 동맥경화증, 전립선비대, 실금의 전문적인 치료를 행한다.

□ 적절한 재활을 하고 있는가. 지팡이, 보행기를 사용하거나 보행장애가 있는 노인에게는 보행훈련, 균형훈련 등을 정기적으로 행할 필요가 있다. 노인의 경우에는 특히, 다른 사람과의 관계에 의하여 행동하는 경우가 많다. 단순한 훈련을 되풀이하는 것보다 청소담당, 배선담당 등 사회생활에 있어서의 역할을 가지면서 일상생활의 활동동작을 높이거나 집단 치료적인 접근, 예를 들면, 운동클럽의 추진, 산책, 행락, 댄스 등의 즐거움을 넣는다거나 다른 사람과의 커뮤니케이션이 활발하게 될 수 있는 방법을 넣으면 더욱 좋은 효과를 기대할 수 있다.

□ 적절한 보행보조구를 사용하고 있는가? 또는 보조구에 맡기는 것만 하고 있지는 않은가? 노인 가정 내에서는 보행기를 사용하는 생활을 하고 있는 노인이 많다. 보행이나 일어서기가 전혀 곤란한 것이 아닌데도 보조구에만 의지하는 생활을 보내는 낙상 후 증후군의 노인도 눈에 띈다. 전경자세로 보조구에 기대거나 눈높이가 언제나 아래로 향한 상태는 낙상을 일으키기 쉬울 뿐 아니라, 균형장애를 더욱 악화시킨다. 실버카도 자세가 앞으로 구부러져서 서 있는 자세보다는 눈높이가 아래로 깔려 전방의 장애물을 확인할 수 없어 낙상하고마는 염려도 있다. 요양보호사, 간호사가 관찰하거나 동반할 수 있을 때에는 자립보행을 권장한다. 노인 가정에서는 주간에 지낼 수 있는 데이룸 등에서 하루 몇 차례의 보행훈련이나 균형훈련을 스케줄에 넣으면 좋다.

□ 생활환경의 변화의 경우에는 주의를 시켜주고 있는가? Short stay 등에서도 낙상이 종종 눈에 띈다. 노인 가정에서는 장애물은 될 수 있는 대로 치워버리고 있다. 자택외박을 할 경우, 자택의 환경의 정비도 게을리하지 않도록 환자나 가족을 지도한다.

### Point 낙상 공포에 의한 일상생활의 행동 제한은 어떻게 평가하는가?

본 연구에서는 노인의 행동제한에 관한 척도로서 Lachman이 개발한 The survey of activities and fear of falling in the elderly(SAFE)[13](**표 6-5**)를 활용하여 노인의 일상생활에 있어서의 낙상에 대한 불안, 공포와 그것에 의해 영향을 받게 되는 일상생활에 있어서의 행동제한의 척도화를 시도하였다. 행동을 피하는 장소에는 문턱이나 계단 등의 높이차가 있거나, 미끄러지기 쉬운 등의 위험도 있기 때문에 그 장소에는 환경정비가 필요하다. 무엇이 두려운가를 자세히 물어보고 다른 심리적 문제가 없는지도 동시에 평가하여 문제가 있다면 병행하여 해결할 필요가 있다.

### Point 낙상 공포를 측정하는 Tinetti 낙상 효율(Tinetti falls efficacy)이란?

Tinetti에 의한 낙상 효율(Tinetti falls efficacy)[14]을 **표 6-6**에 제시했다. 특정범위는 10~100점, 낙상 공포가 심할수록 점수가 높아진다. 낙상하지 않고 동작을 수행할 수 있는지 없는지를 낙상에 대한 자기 효율을 물어보아 일상생활동작을 합해서 평가하는 것으로서 낙상 공포를 느끼는 동작과 그 정도를 유효하게 평가할 수 있다.

**표 6-5** The survey of activities and fear of falling in the elderly (SAFE)

(a) 당신은 최근 다음의 행동을 합니까(1 : 네, 2 : 아니요).
(b) (2 : 아니요의 경우) 다음의 동작이 되지 않는 것은 넘어질 것 같은 걱정때문이었나요. "0 : 전혀 걱정하지 않는다", "1 : 조금 걱정", "2 : 어느 정도 걱정", "3 : 대단히 걱정"으로 평가한다.

1. 장보기에 나선다.
2. 간단한 식사를 준비한다.
3. 욕조에 들어간다.
4. 침대(이불)에서 일어난다.
5. 운동을 위해 걷는다.
6. 비 등으로 지면이 미끄러지기 쉬운 때에도 외출한다.
7. 친구나 친척을 방문한다.
8. 머리보다 위에 있는 선반에 있는 물건을 꺼낸다.
9. 사람이 많은 혼잡한 장소에 간다.
10. 집 근처를 걷는다.
11. 구부려서 물건을 줍는다.

〔文献 13） Lachman ML,et al : Fear of falling activity and restriction : The survey of activities and fear of falling in the elderly （SAFE）, Journal of Gerontology 53B : 43-50, 1998〕

**표 6-6 Tinetti fall efficacy scale(FES)**

당신은 넘어지지 않고 다음의 동작을 함에 있어 어느 정도 자신이 있습니까?

1. 목욕한다.
2. 옷장이나 이불장을 연다.
3. 간단한 식사를 준비한다.
4. 집 주변을 걷는다.
5. 이불 속에 들어가거나 일어난다.
6. 전화에 곧바로 대응한다.
7. 앉거나 일어설 수 있다.
8. 옷을 입거나 벗거나 한다.
9. 간단한 청소를 한다.
10. 간단한 장보기를 한다.

다음의 10단계에서 해당되는 번호에 ○를 한다.

| 1 | 2 | 3 | 4 | 5 | 6 | 7 | 8 | 9 | 10 |
|---|---|---|---|---|---|---|---|---|---|
| (대단히 자신이 있다.) | | | | | | | | (전혀 자신이 없다.) | |

〔文献 14〕Tinetti ME, et al：Falls efficacy as a measure of fear of falling. Journal of Gerontology：Psychological Science 1990；46：123-131〕

## Point 낙상 후의 심리 평가란?

노인기가 되면 불안감, 고독감이나 우울감 등 특징적인 활발하지 않은 정신상태가 눈에 띄지만 이러한 것들은 활동의욕의 저하나 부동상황을 수반하여 더욱 더 활동성이 감퇴한다. 누워만 있거나 방에 틀어박혀 있는 것의 원인은 활발하지 못한 노인의 심리적 측면에 의한 영향도 상당히 많다는 것을 생각할 수 있다. 심신의 활동성을 저하하고 있는 노인에 신체적 사고인 낙상이 생기는 것은 부상이 없어도 그 후의 활동에의 흥미를 감퇴시킬 뿐 아니라, 보행까지도 영향을 미친다. 지각이나 운동기능의 저하뿐 아니라, 생활의욕이나 정서적 변화 등의 심리적인 측면을 평가하는 것이 낙상 후 증후군을 예방하는 것과 연계된다.

### 낙상 후의 심리적 관리의 평가

- □ 낙상 후, 우울경향이 있는가? 기분이 가라앉는가? 아무 데에도 쓸모 없다. 재미가 없다. 죽고 싶다. 살아있지만 아무것도 할 수 없다. 등의 말이 보이는가?
- □ 낙상 후, 의욕의 감퇴가 있는가? 무슨 일에든 흥미를 잃었는가? 일에 기운이 없고 사람과 만나는 것을 좋아하지 않는가?
- □ 불안감, 초조함이 있는가? 사람들에게 폐를 끼친다. 아무 도움이 되는 것이 없다고 말하는가?
- □ 친근한 가족, 배우자, 친구 등의 상실의 체험이 있는가?
- □ 자고 있는 시간이 많아졌거나 외출하는 시간이 적어져서 방에 틀어박혀 있는 경향이 있는가?

불안이나 우울증이 많은 시기에 재활이나 ADL의 자립 등을 강요하는 것은 오히려 역효과가 난다. 지켜보기라든지 심리적 안정을 위한 지원을 행하고 낙상한 일이 본인에게 어떻게 심신에 영향을 끼치고 있는가에 대하여도 평가한다. 일상의 판단능력이 저하하고 1개월 이상 우울경향이 계속되고 불안, 초초감이 심해지고 불면, 두중감, 피로하기 쉬운 등의 경우에는 노년기 우울증의 가능성도 있다. 항우울제를 복용한 경우에는 흔들리는 등의 합병증이 있어 균형장애를 더욱 악화시키는 일도 있는데 주의가 필요하다.

### Point 노인용 우울척도(geriatric depression scale: GDS)란?

단축판 노인용 우울척도(**표 6-7**)는 노인의 우울증 선별에 사용되기 때문에 소개한다[15]. GDS의 사용방법은 15개 항목의 질문에 대해서 최근 1주간 "네", "아니요"로 답변하고 우울증을 표시하는 회답에 1점, 우울증을 표시하지 않는 회답에는 0점을 가한다. 「네」라고 대답한 경우에는 1점이 주어지는 것은 2, 3, 4, 6, 8, 9, 10, 12, 14, 15이며 「아니요」라고 대답한 경우에 1점이 주어지는 것은 나머지 1, 5, 7, 11, 13이다. GDS 단축판의 경우에는 6점 이상을 우울상태의 가능성이 있다고 하고 있다.

### Point 노인에게 낙상 공포를 갖게 하는 간호사 · 요양보호사의 언행이란?

노인의 안전에 대하여 요양보호사에 대한 질문이다. 요양보호사 혹은 간호사가 요양보호의 노인의 낙상을 두려워한 나머지, "넘어지기 때문에 무리를 해서는 안 된다, 넘어져서…해서는 안 된다"고 과보호한 수단은 실제로는 노인의 낙상 공포를 높여주는 것과도 연결되기 쉽다. 요양보호사의 안전에의 의식이 과잉한 정도로 높아졌어도 노인에게 낙상 공포를 갖게 하며 요양보호사가 요양보호에 절절매고 무관심하게 되고 있어도 노인의 행동을 지켜볼 기회가 적게 되어 필연적으로 낙상의 횟수도 증가하고 만다. 요양보호사의 낙상이나 안전에 대한 의식이 적절한가를 확인하고 적절하지 않은 경우에는 낙상과 그 위험, 안전행동 등에 대한 정확한 지식을 제공할 필요가 있다.

**표 6-7 단축판 노인용 우울척도[15]**

지금부터 읽어드리는 질문에 해당되는 경우에는 「네」, 해당되지 않는 경우에는 「아니요」라고 답변하세요.

1. 자신의 생활에 만족하고 있습니까?
2. 지금까지 하고 있는 일이나 흥미가 있는 것의 대부분을 최근에는 하지 않았습니까?
3. 자신의 인생은 슬프기만 한 것으로 느낍니까?
4. 답답하다고 생각하는 것이 종종 있습니까?
5. 보통은 기분이 좋은 편입니까?
6. 자신에게 무엇인가 잘못된 것이 일어날지도 모른다는 불안이 있습니까?
7. 당신은 항상 행복하다고 느끼고 있습니까?
8. 자신이 무력하다고 느끼는 일이 있습니까?
9. 밖에 나가서 새로운 일을 하는 것보다는 집 안에 있는 편이 좋습니까?
10. 다른 사람에 비해 기억력이 떨어진다고 느낍니까?
11. 지금 살아있는 것은 대단한 것이라고 생각합니까?
12. 자신의 현재 상태는 전혀 가치가 없는 것이라고 느낍니까?
13. 자신은 활력이 상호 넘치고 있다고 느낍니까?
14. 지금의 자신의 상황을 희망이 없는 것이라고 느낍니까?
15. 다른 사람은 당신보다 더욱 풍부한 생활을 하고 있다고 생각합니까?

**【간호사 · 요양보호사 자신의 평가】**

- □ 과보호적 태도, 언동으로 노인을 접하고 있지는 않은가? "넘어지니까 무리를 해서는 안 돼요. 넘어지니까 움직이지 마세요." 등.
- □ 노인이 자신이 할 수 있는 것을 필요 이상으로 지원하고 있지는 않나? 보행가능한 노인에게도 필요이상으로 휠체어 등을 사용하게 한다거나 폐용 증후군을 조장할 만한 지원을 하고 있지는 않은가?
- □ 낙상의 원인에 대해서 정확한 지식을 가지고 있는가? 낙상은 위험 평가에 의하여 8할은 예방되지만, 그 중요한 요점은 간호직원, 복지직원이 생각할 문제다.

## C. 낙상 공포가 있는 노인의 관리 기준

### 낙상 직후의 노인

골절 등의 경험자에서는 낙상할 때에 통증 등을 수반한 경험으로부터 낙상 후에 낙상 공포를 갖는 노인도 많다. 낙상 직후의 적절한 간호가 중요하다.

**【낙상직후의 노인의 낙상관리 기준】**

장기목표 : 또 다시 낙상하는 것을 두려워하지 않고, 신체기능이 유지 · 향상된다.

단기목표 : 낙상의 원인을 명백히 하고 자신이 예방할 수 있다. 낙상에 대한 심리적 영향을 남기지 않는다.

1. 낙상의 직전 직후, 낙상과 결부된 동작, 낙상의 원인, 위험을 명백하게 한다.
2. 낙상직후 서 있기가 불가능한 경우에는 골절 등의 신체기능에도 영향을 미치고 있을 가능성도 있기 때문에 낙상의 원인을 분명히 하고 재낙상을 예방한다.
3. 낙상의 원인, 원인으로부터 대처 가능한 환경요인이 있다면 대책을 고안하고, 재낙상을 예방한다. 주택환경의 정비, 문턱이나 계단 등의 높이차의 해소 등.
4. 우울 경향이 있는 노인은 가족의 죽음 등의 라이프 이벤트를 최근 체험하고 있지 않은가 평가하고, 심리적인 문제, 불안 등이 있다면 대응한다.
5. 신체적 요인으로 치료가 필요한 것이 있다면 대처한다. 파킨슨 병 등.
6. 자택 및 자택의 주위에 낙상을 일으킬 위험이 없는가를 체크하고, 본인과 함께 대책을 생각한다.
7. 화장실의 손잡이, 욕실의 문턱이나 계단 등의 높이차 등 낙상하기 쉬운 장소를 확인한다.
8. 보행훈련, 재활을 실시한다. 일상생활에 있어서도 보행훈련을 실시하고 생활에 있어서 할 수 있는 동작을 확대한다.

### Point 낙상 공포에 의한 행동제한이 있는 노인의 관리계획은?

장기목표 : 낙상 공포에 의한 심리적 우울 상태로부터 회복하여 일상생활 활동이 확대된다.

단기목표 : 낙상 공포를 경감하고 폐용 증후군을 예방한다.

1. 낙상 공포를 느끼는 장소, 동작을 확실하게 한다.
2. 낙상 공포의 원인을 밝힌다.
3. 균형 장애 등이 있는 경우에는 균형훈련 등을 행한다(제3장 참조).
4. 낙상 공포에 이어지는 것 같은 자세의 불안정을 해소하기 위하여 적절한 보조구, 휠체어 등을 사용한다.
5. 건강장애, 신체기능의 저하, 약의 부작용 등에 의한 낙상 공포에서는 담당의와 상담하여 원인에 대한 대처방법을 생각한다.
6. 일상에서 될 수 있는 대로 보행훈련, 이동훈련을 실시할 수 있도록 일상의 스케줄에 넣어 간

호사의 감독 아래 실시할 수 있도록 한다.

7. 일상생활에 있어서 낙상하기 쉬운 화장실 등은 손잡이를 붙인다.
8. 침대의 선반, 안전바 등 이동의 경우에 의지가 되는 것을 설치한다.
9. 일상생활의 자신의 회복 등을 위하여 생활상의 역할을 갖게 한다.

노인의 경우에는 특히, 다른 사람과의 연관에 있어서 행동하는 것이 많다. 단순한 훈련을 되풀이하는 것보다는 청소담당, 배선담당 등 사회활동에 있어서의 역할을 가지면서 일상생활의 활동을 높인다거나 집단치료적인 접근, 예를 들면, 운동그룹의 추진, 산책, 행락, 댄스 등의 즐거움을 끼어 넣거나 다른 사람과의 커뮤니케이션이 활발히 될 만한 방법을 끼어 넣으면 더 좋은 효과가 기대된다.

### Point 낙상 후 증후군의 노인 관리계획은?

장기목표 : 낙상 공포가 감소하고 생활기능이 확대된다.

단기목표 : 낙상 공포가 감소하는 것으로서 보행 · 이동 기능을 회복시킨다.

1. 낙상 공포를 느끼는 동작, 상황에 대하여 자세히 확인한다.
2. 정신적인 측면, 우울, 인지기능에 대해서도 확인한다.
3. 보행훈련, 재활을 실시한다. 보행장애가 있는 노인에게는 보행훈련, 균형훈련을 정기적으로 행할 필요가 있다.
4. 적절한 보조구가 사용되고 있는지 확인한다. 보행이나 서 있기가 전혀 곤란하지 않음에도 불구하고 보조구에만 의지하는 생활을 하고 있는 낙상 후 증후군의 노인도 많다. 전경자세로 보조구에 기대며 목선이 언제나 밑으로 깔려 있는 상태는 더욱 낙상을 일으키기 쉬울 뿐만 아니라, 균형장애를 더욱 악화시킨다.
5. 실버카의 사용은 적절한가. 자세가 앞으로 수그러져 버려 서 있기의 자세보다는 목선이 아래로 깔려 낙상의 원인이 되는 어려움도 있다. 요양보호사 · 간호사가 관찰하거나 동반할 수 있는 때에는 자립보행을 권장한다. 노인시설에서는 주간에 시간을 보낼 수 있는 데이룸 등에서 하루 수회의 보행훈련이나 균형훈련의 스케줄을 끼워주면 좋다.
6. 침대, 침대 사이드 테이블의 캐스터 등은 반드시 고정한다. 넘어지게 된다든지 하는 경우에 안정성이 높은 의자를 사용한다.

## 참고문헌


1) Murphy J, Isaacs B : The post-fall syndrome, Gerontology, 28, 265-270, 1982.
2) 江藤文夫：老年者と転倒. Geriatric Medicine 1984；22：779-783.
3) 江藤文夫訳, Bernard Isaacs：挑戦する老年医学 老年者の診療とリハビリテーション, 医歯薬出版, 1994.
4) 厚生労働省老健局計画課監修：介護予防研究テキスト, 2001.
5) 神定守, 笠原岳人, 草壁孝治：老人病院における運動療法の実際, 老年精神医学雑誌, 12 (12), 1391-1394, 2001.
6) Berg KO, Maki BE, Williams JI, Holliday PJ, Wood-Dauphinee SL : Clinical and laboratory measures of postural balance in an elderly population. Arch Phys Med Rehabil, 73 (11) : 1073-80 1992.
7) Berg KO, Wood-Dauphinee SL, Williams JI, Maki B : Measuring balance in the elderly : validation of an instrument. Can J Public Health, 83 Supp.2 : S7-11, 2000.
9) 鈴木みずえ, 浜砂貴美子, 満尾美恵子：高齢者の転倒ケア—予測・予防と自立支援のすすめ方, 医学書院, 2001.
10) 岡本裕三監訳：高齢者機能評価ハンドブック, 医学書院, Handbook of Geratric Assessment, 1998.
11) 鈴木隆雄監修：自分でできる転倒予防体操, 上級編, 社会保険出版.
12) Functional Reach, Predictive validity in a sample of elderly male veterans, Journal of Gerontology, 47 (3), M93-98, 1992.
13) Lachman ML, et al : Fear of falling activity and restriction : The survey of activities and fear of fal-

ling in the elderly (SAFE), Journal of Gerontology, 53B : 43-50, 1998.

14) Tinetti ME, Richman D, Powell L : Falls efficacy as a measure of fear of falling. Journal of Gerontology : Psychological Sciences 1990 ; 46 : 123-131.

15) 矢冨直美：日本老人における老人用うつスケール (GDS) 短縮版の因子構造と項目特性の検討. 老年社会科学 1994 ; 16 : 29-36.

# 제 7 장

# 낙상 관리 실행을 위하여 (넘어짐 관리 실행을 위하여)

## A. 낙상 보고서

제1장에서 제6장까지 낙상 위험에 관한 효과적인 평가에 대하여 설명하였다. 본 장은 그 최종 장으로서 실제로 노인복지시설, 일반병원, 특정기능병원 등에서 실제로 활용이 가능하도록 포인트를 좁히고 있다. 각 병원의 상황에 맞추어 수정, 이해하기 바란다.

### Point 기존의 사고보고서로부터 무엇을 파악해야 하는가?

각 시설에는 사고보고서 또는 깜짝 놀랄 만한 보고서들이 있을 것이다. 입원 혹은 입소하는 노인의 신체기능, 인지기능, 치료 등으로부터 낙상의 상황이 달라지기 때문에 이러한 것들로부터 낙상관리를 위한 정보를 파악할 필요가 있다. 예를 들면, 낙상의 장소, 시간으로서 낙상이 많은 장소에서는 문턱이나 계단 등의 장애물 해소나 손잡이 설치의 필요성이 확인될 수 있을지 모른다. 시간에 관해서는 근무대에 따라 발생하기 쉬운 낙상에 대해 파악할 필요가 있다. 예를 들면, 야근의 경우, 취침직전인 9시 전후, 심야의 배설 시 등이 빈번한데, 이는 취침직전에 노인들이 취침전 배설, 세안 등을 위해 이동하기 때문이다. 야간의 배뇨 시간은 개인차가 있으나 한 번 자게 되면 오전 2~3시 전후, 새벽 5~6시 전후에 많은 편이다. 그러므로 근무자가 사전에 파악하고 있다면 순시 등에서 의도적으로 야간배설이 많은 환자에 대한

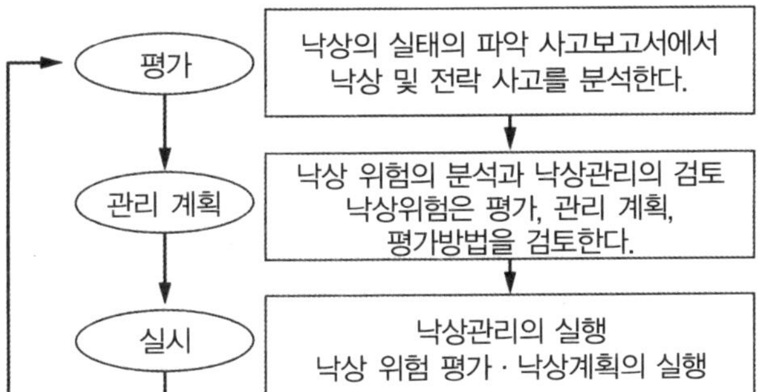


그림 7-1 낙상 사고보고서를 이용한 낙상관리의 전개

**표 7-1 낙상 보고서**

Ⅰ 낙상의 시간　　시　　분

Ⅱ 장소

1. 병실　2. 복도　3. 화장실　4. 욕실
5. 계단　6. 검사실　7. 기타(　　　　　)

Ⅲ 낙상 시의 동작

1. 서 있는 채로 있었다.
2. 걸어가고 있었다.
3. 기어가고 있었다.
4. 침대로 이동중
5. 휠체어로 이동중
6. 이동식 화장실로 이동중
7. 화장실로 이동중
8. 계단 오르내리기중
9. 기타(　)
10. 불명

Ⅳ 낙상의 원인

1. 앞부리가 걸려 넘어졌다.
2. 미끄러졌다.
3. 어지러움증이 있다.
4. 의식상실
5. 신체가 흔들렸다.
6. 급히 자세를 바꾸기 위하여 균형을 잃었다.
7. 사람이나 물건에 충돌하였다.
8. 발을 헛디뎠다.
9. 휠체어로부터 미끄러져 떨어졌다.
10. 침대에서 미끄러져 떨어졌다.
11. 붙잡고 있던 손잡이, 침대의 가드레일로부터 미끄러졌다.
12. 수술 후 섬망 때문에 의식판단이 되지 않았다.
13. 기타(　　　　　)

Ⅴ 부상의 처치

1. 외상없음
2. 찰과상 및 절상
3. 타박
4. 염좌
5. 봉합
6. 골절(부위:　　　　　진단)
7. 의식상실 및 의식장애
8. 기타(　　　　　)

---

도움 등을 관리 계획에 짜 넣을 수가 있다. 낙상 위험의 분석과 낙상관리의 검토에서는 낙상 위험 평가에 대한 구체적인 항목을 열거해야 한다. 또한 이에 부가하여 평가의 시기를 반드시 고려하여야 한다. 첫 번째 평가는 입원 직후뿐만 아니라, 입원 초기 1주간 이내가 포함되는 것이 바람직하다. 그 후는 대상자의 건강상태에 맞추어 3개월, 1개월, 1주간 등으로 낙상 위험의 상황에 맞추어 재평가하는 기관에 관한 기준을 병동에서 검토할 필요가 있다. 낙상관리평가에서는 낙상관리 계획이 적절한지 낙상이 사전에 예방할 수 있었는지를 평가한다. 이후에는 낙상 사고보고서에도 눈을 돌려 재낙상을 되풀이하는 노인의 상황, 낙상 위험 평가가 적절한지를 검토한다(**그림 7-1**).

### Point 효과적인 낙상 보고서란?

낙상 보고서의 내용이 잘 정리되어 이후 집계, 업무보고를 할 수 있도록 되어 있는가. 낙상보고서의 목적은 낙상의 상황을 분석하고 재낙상을 예방하는 데 있다. 그러므로 낙상의 시간, 장소, 낙상시의 동작, 낙상의 원인, 낙상에 의한 상처의 처치가 포함되어 있는 것이 좋다. 장소는 일반적으로는 병실, 복도, 화장실, 욕실, 계단, 검사실 등이 있을 것이며, 복지시설에서는 데이룸, 재활룸 등이 있을 것이다. 낙상의 원인에 대하여는 낙상의 본래 원인을 명백히 할 수 있도록 분류가 필요하다. 이에 대해서는 항목을 제시하여 선택할 수 있도록 하면 후에 집계하기가 쉽다. 낙상 보고서의 예에 대하여는 제2장에서 구체적인 예를 제시하였는데(p. 22) 참고하기 바란다. 또한 **표 7-1**의 낙상의 원인 이외에도 개별적인 원인도 있으므로 기술형식에 상세하게 낙상의 상황을 기입하는 기입란도 필요할 것이다. 낙상 보고서에 관해서는 이하의 항목에 대해서도 확인할 필요가 있다.

1. 환자의 낙상위험
2. 환자의 낙상위험이 평가되어 있는가?
3. 환자가 현재 입원 중에 낙상하였는가?
4. 환자가 낙상의 위험이 있다면, 낙상예방 프로그램이 실시되고 있었는가?
5. 적절한 관리 계획이 입안되어 낙상예방이 실시되고 있었는가?
6. 병실 혹은 화장실 등에서 환자에 있어서 부적절한 원인이 있었는가?

## B. 낙상 위험 평가 도구 (넘어짐 위험 평가 도구)

### Point 낙상 위험 평가 도구에 필요한 항목은?(그림 7-2)

기존의 낙상 위험 평가도구를 분석하여 보면 낙상경험, 가능성, 보행보조구의 사용, 배설, 인지기능, 지각장애, 치료, 신체증상, 연령으로 분류된다. 기존의 낙상 위험으로부터 낙상 위험의 평가방법을 아래에 열거한다. 대상자에 따라서는 필요가 없는 항목도 있고 시설에 특수성에 따라 평가항목을 선택할 필요가 있다.

1. **낙상경험**: 한 번 낙상한 노인은 재낙상하기 쉽기 때문에 낙상 위험 평가에서 반드시 포함되어야 한다. 1년간의 낙상, 과거 3개월간의 낙상, 입원해서부터 현재까지의 낙상 등 환자의 상황에 맞추어 평가한다.
2. **가동성(보행동작, 이동동작)**: 낙상의 대부분은 보행 중에 일어나기 때문에 보행장애가 있는 노인은 낙상 고위험이다. 보행장애, 이동수준 등을 평가한다.
3. **보행보조구의 사용(크러치, 지팡이, 보행기 등)**: 보행장애가 있어 보조구를 사용중인 환자는 동작이 불안정하기 때문에 낙상하기 쉽다. 보조구의 사용, 간호사 도움, 보조구의 종류(크러치, 지팡이, 보행기, 실버카), 부축해서 걷는지 등을 평가한다.
4. **배설양상(실금, 빈뇨, 설사 등)**: 배설에 장애가 있는 경우에도 낙상을 일으키기 쉽다. 또한 빈뇨, 설사 등에 의하여 빈번히 화장실에 가는 일도 낙상을 불러일으킨다.
5. **인지기능(치매, 섬망)**: 지적활동, 정신상태, 치매 등이 있으면 일상생활의 상황을 판단할 수

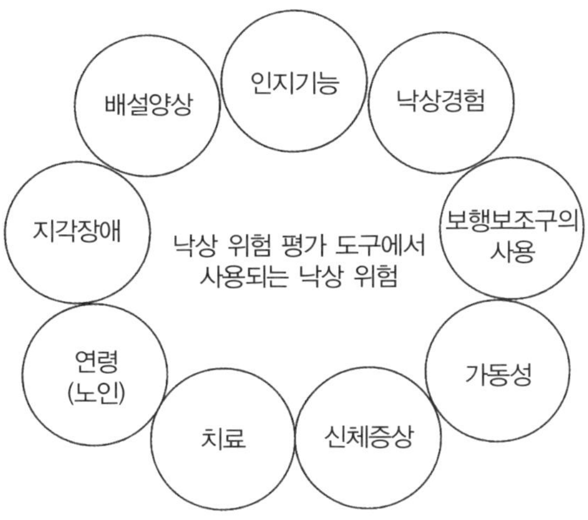


그림 7-2 낙상위험 평가 도구에 사용되고 있는 낙상위험

없기 때문에 낙상의 위험이 된다. 치매증상은 없지만 과잉평가가 있거나 ADL장애를 이해할 수 없다거나, 휠체어의 사용방법을 이해할 수 없는 경우에는 낙상하기 쉽다. 치매에서는 초조상태로부터 흥분하거나 배회, 혼란 등에 빠져 낙상할 수 있다.

6. **지각장애**: 일상생활에 영향을 미치는 시력장애, 신문 · 사람의 얼굴 등이 보이지 않는 경우에는 생활환경에 있어서 낙상의 장애를 인식하는 것이 곤란하기 때문에 낙상 위험에 추가하고 있다.
7. **치료(정맥 내 치료, 도관의 삽입)**: IVH삽입, 풍선 도관, 배출관 및 튜브삽입, 약물 등이 낙상의 위험이 된다. 급성기 환자에서 사용되고 있는데, 노인시설용의 평가 도구에서는 항목으로 거론되지 않는 경우도 있다.
8. **신체증상**: 허약, 발열, 어지러움, 수술 후 섬망, 운동장애 등의 합병증으로 인해 신체상황이 악화되 있다면 낙상에 연계된다. 우울증, 암 등과 같이 구체적인 진단명으로 하는 평가 도구도 있다.
9. **연령(노인)**: 65세 이상, 85세 이상 등과 연령에 의하여 평가의 score 득점을 고려할 경우도 있다.

### Point 낙상 위험의 알고리즘이란?

**그림 7-3**에서 의료시설에 있어서의 낙상 위험 평가 도구 작성을 위한 참고가 될 수 있도록 노인 환자의 낙상 위험에 관한 알고리즘을 표시하였는데[1], 여기에서는 낙상의 원인을 내적원인과 외적원인으로 분류하고 있다. 내적원인으로서는 첫째, 보행이상, 둘째, 중추신경계이상, 셋째, 급성질환

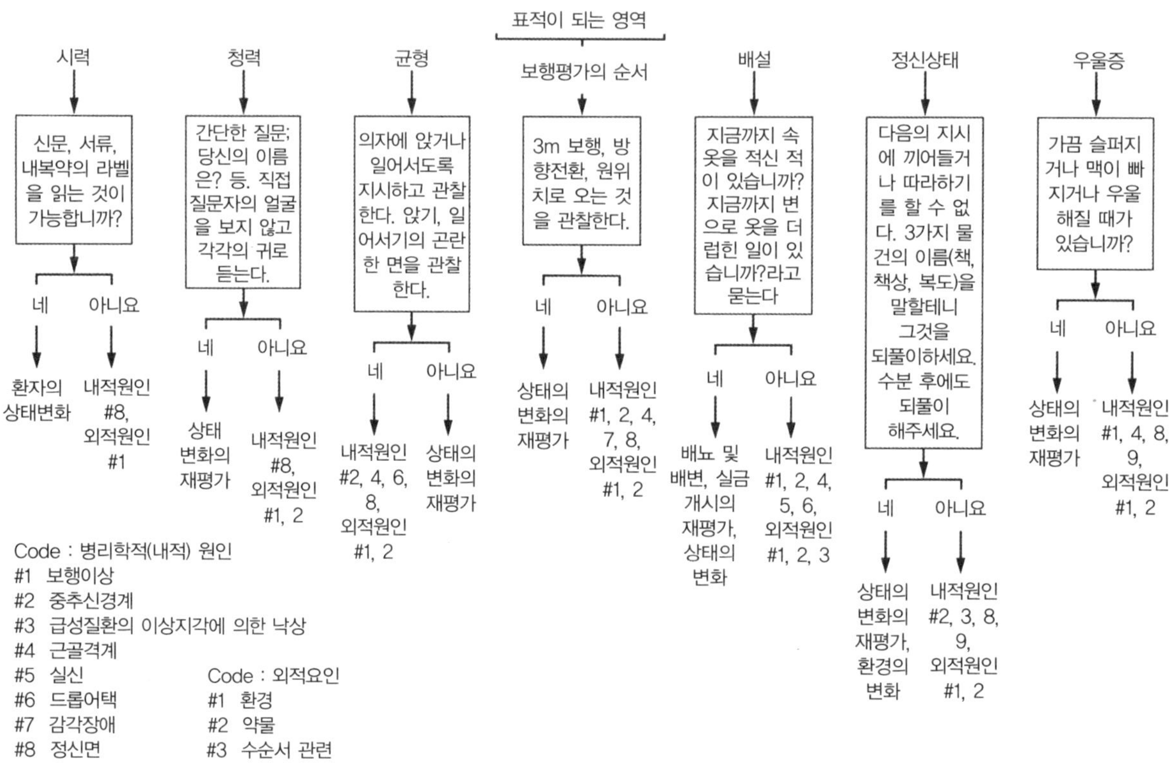


**그림 7-3 낙상위험의 알고리즘**

〔文献 1〕Hendrich AL : Falls, immobility, and restraints : A resource manual, Mosby, 역자가 번역함)

과 관련된 이상지각에 의한 낙상, 넷째, 근골격계 이상, 다섯째, 실신, 여섯째, 드롭 · 어택, 일곱째, 감각장애, 여덟째, 정신적 측면의 8가지를 들고 있다. 드롭 · 어택은 의식상실을 수반하지 않는 낙상발작으로 뇌혈관부전과 관련이 있다. 외적원인으로서는 첫째, 환경, 둘째, 약물, 셋째, 임상술기와 관련이 있다. 임상술기와 관련한 낙상에서는 바리움 검사에 있어서의 저혈압과 어지러움과 관련해서 일어나는 낙상을 포함하고 있다.

## C. 낙상 위험 평가도구의 구체적인 예와 활용방법

### Point 노인시설의 낙상위험 평가도구는?(泉의 노인시설 낙상위험 평가도구)

泉(이즈미) 등이 노인시설용의 평가도구(**표 7-2**)를 개발하였는데[2], 평가 항목으로서 낙상경험, 지적활동, 시력장애, 배설도움, 이동능력, 이동도움, 유발요인, 간호사의 직감의 8항목을 들고 있다.

### Point 급성기 환자의 낙상위험 평가도구는?(Conley의 낙상위험 평가도구)

급성기 의료시설에 있어서도 낙상 위험 평가도구는 필요하다. Conley[3]는 선행연구에서 낙상위험을 낙상력, 배설의 변화, 부동성, 인지기능으로 좁혀, 42개 병상의 외과병동을 포함한 606병상을 가진 삼차의료 병원의 50세 이상 환자를 대상으로 **표 7-3**과 같은 평가 척도를 사용하여 전향적으로 조사했는데, 50세 이상 1,168명의 환자에게 11개월의 낙상 평가 조사 결과로서 Conley는 **표 7-4**의 Conley 척도를 개발하였다. Conley 척도는 과거 3개월의 낙상경험, 안전성 인식의 장애, 초조, 보행장애, 어지러움, 실금의 6항목이다. 득점의 가중평가는 안전성 인식 장애가 3점, 낙상

**표 7-2 泉(이즈미) 노인시설의 낙상위험 평가 도구**

1. 낙상경험
   없음(0), 있음(2.5)
2. 지적활동
   특별한 문제없음(0), 혼란스럽다, 부분적으로 잊어버린다, 과대평가한다 등(1)
3. 일상생활에 영향을 끼칠 만한 시력장애
   없음(0), 있음(0.5)
4. 배설의 도움
   없음(0), 있음(1)
5. 침대로부터 휠체어(혹은 그 반대)로의 이동
   자립(0), 도움이 필요(1)
6. 이동수준
   자립 또는 침상 안정(0), 보행보조구 사용(0.5), 휠체어(1)
7. 간호사의 직감
   없음(0), 있음(1)
8. 유발요인
   없음(0), 있음(1)

〔文献 2) 泉キヨ子, 他 : 입원 고령자의 낙상 예측에 관한 평가도구의 개발, 金大医保つるま保健学会誌, 25, 55-63, 2001〕

**표 7-3 낙상 위험 평가 척도: 50 Years of Age and Older**

입원일: 연령 성별

질문은 환자가 대답해 주십시오. 만일 환자가 중증인 의식장애 혹은 답하기 어려운 신체장애가 있는 경우에는 요양보호사 혹은 가족이 대답해 주십시오.

0=아니요(없음), 1=네(있음)

| | |
|---|---|
| **낙상력** | |
| 당신은 3개월 이내에 낙상한 일이 있었습니까? | 아니요 · 네 |
| **배설의 변화** | |
| 당신은 언제나 급하게 화장실에 가는 경우가 있습니까? | 아니요 · 네 |
| 당신은 화장실에 가려고 할 때 충분한 시간이 있었습니까? | 아니요 · 네 |
| 당신은 야간에 화장실에 갑니까? | 아니요 · 네 |
| **부동성** | |
| 당신은 침대 혹은 의자에서 서는 것이 곤란합니까? | 아니요 · 네 |
| 당신은 집에서 걸을 때 도움이 필요합니까? | 아니요 · 네 |
| a) 가구 | 아니요 · 네 |
| b) 보조구 | 아니요 · 네 |
| c) 가족 | 아니요 · 네 |
| 당신은 평소보다도 몸이 쇠약해지고 있습니까? | |
| **인지기능**(간호사의 관찰) | |
| 장소의 방향감각 장애 | 없음 · 있음 |
| 초조 정의: 극단적인 운동행동, 통상, 목적이 없이, 정신적인 불안을 수반한다.<br>예: 아무것도 못한 채로 앉아만 있다. 차분하지 않다. 손을 친다거나 큰 소리를 내거나 옷을 잡아당긴다. | 없음 · 있음 |
| 판단의 결여/안전인식의 결여 | 없음 · 있음 |
| **합계득점** (0~13) | |

**표 7-4 Conley Scale:50 Years of Age and Older**

입원일: 연령 성별

질문은 환자가 대답해 주십시오. 만일 환자가 중증인 의식장애 혹은 답하기 어려운 신체장애가 있는 경우 요양보호사 혹은 가족이 대답해 주십시오.

| | | |
|---|---|---|
| 낙상경험 | 입원 중 3개월 이내의 낙상 | 없음(0) · 있음(2) |
| 관찰 | 안전성 인식의 장애 | 없음(0) · 있음(3) |
| | 초조 정의: 극단적인 운동행동, 통상, 목적이 없이, 정신적인 불안정을 수반한다.<br>예: 아무것도 못한 채로 앉아만 있다. 차분하지 않다.<br>손을 친다거나 큰 소리를 내거나 옷을 잡아당긴다. | 없음(0) · 있음(2) |
| | 보행장애: 다리를 끄는 보행, 양발을 넓힌다, 불안정한 보행 | 없음(0) · 있음(1) |
| 직접의 질문 | 당신은 어지럼증이 있습니까? | 없음(0) · 있음(1) |
| | 당신은 화장실에 가려고 할 때 시간이 없어 쩔쩔매는 경우가 있습니까? | 없음(0) · 있음(1) |
| 합계득점 | (0~10) 2점 이상 혹은 입원 중에 낙상한 환자는 낙상 고위험이라고 한다. | |

〔文献 1〕 Hendrich AL：Falls, immobility, and restraints：A resource manual, Mosby, 1996 역자가 번역함)

경험, 초조를 2점으로 하고, 10점 만점에서 2점 이하 혹은 입원 도중 낙상한 환자를 낙상 고위험군으로 명명했다.

### **Point** 낙상 위험 평가 도구와 그 실행에서의 활용방법은?

앞서 제2장에서 소개한 Heslin의 평가 도구(**표 2-8**)에 관해서 그 지침을 포함해 자세히 설명한다. Heslin의 평가 도구[4)]는 급성기 환자용으로서 연령, 혼란, 침대로부터 나오려고 하는(초조), 낙상경험, 가동성의 장애, 허약도, 배설의 변화, 약물치료, 부동상황의 9개 항목으로 평가하고 있다. 낙상위험 평가 도구의 사용방법, 위험의 단계에 따라 간호개입의 기준도 제시하고 있기 때문에 소개한다(**표 7-5**).

### **Point** 병원전체가 함께 할 낙상예방 평가 도구와 그 활용은?

1993년에 실시한 Fall Prevention Quality Improvement(QI) Project-Gunderson Lutheran Medical Center의 낙상예방 프로그램 실천지침(**표 7-6**)을 소개한다. 이것은 병원전체가 하는 일로서 정신과, 산과, 재활의학과에서는 그 과의 특수성 때문에 일부 위험을 추가하고 있다.

**표 7-5 낙상 위험 평가 지침**

방침

1. 낙상 위험 평가 도구는 중환자 관리, 소아과, 산과 그리고 정신과를 제외한 모든 입원환자에 대하여 철저하게 실행한다.
2. flow sheet는 수준 II, 수준 III의 환자에 대하여 행한다.
3. 낙상 위험 평가는 타의 flow sheet와 함께 환자의 침대 사이드에 놓아둔다.
4. 낙상 위험 평가와 flow sheet의 기록은 모든 수준 II와 수준 III의 환자에 대하여 12시간마다 한 번씩 행한다.
5. 수준 I의 환자의 입원 경우에 행해지며 낙상 위험의 변화가 없는 한 재평가는 필요치 않다.
6. 간호사의 판단으로 침대 센서가 필요 없는 경우에 위험득점이 4.5 이상인 경우에는 재차 평가하고, 다음의 득점과 바꾸어야 한다. 기록은 12시간 이내에 하며 결정된 이유와 기록을 남겨야 한다.
7. 모든 낙상에 관한 에피소드는 낙상 보고서에 기재되어야 한다.

순서

1. 대상이 된 환자의 낙상위험에 대하여 적절한 예에 대응하는 득점을 기입하는 것에 의하여 낙상 위험 평가가 완성된다. 완전한 평가에는 정규 간호사의 협력이 필요하다.
   혼란: 지시에 따르는 능력이 없고 단기기억의 장애, 사고과정의 장애, 패혈증, 저산소증과 같은 초조하게 되는 가능성
   침대로부터 일어나려고 한다: 초조, 알코올, 불충분한 동통관리 등 때문에 침대에서 일어나려고 한다.
   위험과 관련된 이전의 낙상: 허약, 가동성의 장애, 혼란 등에 관련한 낙상을 기입, 시설의 설비 등의 환경요인에 관한 위험에 관련한 낙상은 포함시키지 않는다.
   가동성 장애: 보행장애(끄는 보행, 종종걸음, 느린 페이스, 간호사의 도움, 침대, 벽, 의자, 지탱하기 위한 막대기 등을 붙잡는다), 균형장애(일어서거나 앉을 때의 안정성)
   일반적인 허약성: ADL의 6항목 중 2항목의 장애, 스스로 식사를 할 수 없다, 침대에서 뒤척일 수가 없다. 허약함(허약)에 관한 언어적 표현, 미끄러져 떨어지는 일이 없고 10분간 침대에 앉을 수 없다.
   배설의 변화: 이뇨제 등의 약물치료에 의한 배설패턴의 변화
   부동상황: 침대로부터 일어나려고 움직이기 시작하는 것이 불가능한 환자, 스스로 일어나는 일을 할 수 없는 환자, 마이너스 득점은 침대 센서의 필요성을 검토하기 위하여 할당된다.
2. 이끌어낸 데이터를 합쳐 합계득점에 총 점수를 기입한다.
3. 평가의 키를 참조하여 환자의 낙상 위험을 결정하고 대응하는 개입을 설정한다.
4. 환자 지도 담당이 확인한 교육 프로그램은 환자, 가족, 낙상예방 시스템에 관련한 직원이 계속한다.
5. 가능성, 급성의 낙상 위험이 있으면 결정된 때에 낙상 flow sheet가 개시된다.
   수준 Ⅰ: (0.5~2.0) 간호사 호출벨을 가까이 설치한다. 침대를 낮은 위치에 설정한다, 미끄러지지 않는 신발을 신는다.
   수준 Ⅱ: (2.5~4.0) 충분한 조명을 설치한다. 보행상황을 평가하고 원조한다. 배설에 관한 뉴스를 파악한다. 개별의 관리 계획을 작성한다. 약물요법의 부작용을 확인한다.
   수준 Ⅲ: (4.5 이상) 침대 센서를 장착한다.

**표 7-5** *(계속)*

| 위험 요인 평가 | 일자 | | | | | | |
|---|---|---|---|---|---|---|---|
| | 시간 | | | | | | |
| | 득점 | | | | | | |
| 65~79세 | 0.5 | | | | | | |
| 80세 이상 | 1 | | | | | | |
| 혼란(침대에 있도록 지시하여도 지킬 수 없다.) | 2 | | | | | | |
| 침대에서 일어나려고 한다./초조 | 5 | | | | | | |
| 위험에 관련된 이전의 낙상 | 1 | | | | | | |
| 가동성장애, 균형장애, 보행장애 | 1 | | | | | | |
| 일반적인 허약함 | 1 | | | | | | |
| 배설의 변화(빈도, 실금, 긴박성, 이뇨제 등) | 1 | | | | | | |
| 약물요법(항불안제, 정신안정제, 수면제, 마취약 등) | 1 | | | | | | |
| 부동상황 | 0.5 | | | | | | |
| 위험 요인 평가 득점 | | | | | | | |
| 수준Ⅰ 득점 0.5~2.0 | | | | | | | |
| 수준Ⅱ 득점 2.5~4.0 | | | | | | | |
| 수준 Ⅲ 득점 4.5 이상 | | | | | | | |
| 낙상예방교육의 환자에의 실시 | | | | | | | |
| 낙상예방교육의 가족, 요양보호사에게 실시 | | | | | | | |
| 간호부의 싸인 | | | | | | | |

〔文献 4〕Heslin K et al. : Managing fall : Identifying population specific risk factors and prevention strategies, In : Funk SG, et al (EDS) Key aspects of elderly care managing falls, and cognitive impairment, 70-88, Springer Pub, New York より著者が翻訳〕

**표 7-6 낙상예방 프로그램 실천가이드 라인**

A. 모든 환자는 입원 시 및 전과시, 모든 근무 시간대에 낙상 평가를 사용하여 평가된다. 또한 암 진단도 낙상 위험으로서 추가되고 있다.

B. 정의: 낙상이란 환자와 도움자가 몸을 붙잡을 수가 없다거나 혹은 도움을 받지 않고서는 환자가 넘어지고 마는 것 같은 돌연한 예측 불가능한 체위의 변화이다.

C. 환자의 낙상 위험은 새로운 낙상 위험 기준/치료 flow sheet에 기인하고 있다. 의료적 외과적 낙상 위험은 다음에 표시한다.

1. 혼란/방향감각상실 장애
   a. 시간, 장소, 사람에 대한 지남력
   b. 일시적/계속
2. 배설
   a. 절박성, 빈뇨
   b. 야간의 화장실 사용
   c. 콘돔 도관, 도뇨관 사용에 의한 잘못된 실금

표 7-6 *(계속)*

3. 3개월 간의 낙상력
   a. 미끄러지거나 발이 걸려 넘어진 것이 아니다.
4. 부적절한 가동성/일반적인 허약함
   a. 보행보조구로서는 보정할 수 없는 보행, 균형
   b. 도움 없이는 일어서려고 해도 균형을 잃어 의자에 넘어지고 만다.
   c. 돌아다닐 수도 없다. 서 있을 동안의 불안정
5. 어지럼증
   a. 부동성의 어지러움은 빙빙도는 것 같은 감각 혹은 넘어질 것 같은 감각
   b. 회전성의 어지러움은 환자의 주위가 돌아가는 것 같은 감각 혹은 혼자서 돌아가고 있는 것 같은 감각
6. 암의 진단
   a. 의료적인 암 진단은 Hendrich의 연구에 의하면 위험으로서 유효하다.
   b. 암의 기왕증은 현재의 낙상의 위험으로서는 적절하지 않다.
7. 우울증의 진단, 의학적 진단은 낙상위험으로서 유효하다.

특수한 간호단위, 정신과, 산과, 재활의학과에서는 외과 병동에서 사용되는 의학적 진단을 뺀 5항목의 위험요인과 이하에 표시한 각 과의 특성에 기인한 위험을 사용한다.

1. 정신과
   a. 불충분한 판단력 본 위험은 정신과에서 평가된다.
   b. 초조 · 차분해질 수가 없다.
   c. 치료의 2차작용으로서의 진정
   d. 배회
2. 산과
   a. 극도의 출혈(최초 24시간에 500cc 이상)
   b. 출산 후 최초 2번째의 기립
   c. 최후의 경막외 마취주사로부터 24시간 이내
3. 재활의학과
   a. 다약물치료:수면 혹은 진정을 위한 약제 혹은 8가지 이상의 정기적인 약물치료
   b. 뇌혈관장애 환자에서 이동동작의 도움 혹은 다른 ADL의 도움이 필요한 경우
   c. 충동성: 자신의 행동을 컨트롤 할 수 없는 환자는 가능성 있는 결과에 관계없이 행동한다.
   d. 불충분한 판단력: 이 위험은 정신과에서는 평가된다.

D. 낙상 위험 평가에서 2항목 이상의 해당이 있다면 낙상의 위험성(위험)이 있으며, 이런 경우에는 낙상 위험 기준 · 치료 flow sheet가 개시되어야 한다. 간호사는 기준 · 치료 flow sheet를 개시하고 또는 간호사의 판단으로 2이하의 경우인 적절한 간호진단을 행한다.

E. 낙상 위험 기준 · 치료 flow sheet는 입원 시의 의무기록에 첨부하여 입원시/전과, 모든 근무시간대에 항상 낙상 위험 평가/위험하는 기록으로 사용되어야 한다.

F. 환자에게 위험이 있다면 개입을 하며, 환자에게 낙상 위험이 없다면 개입을 중지한다. 그러나 모든 근무시간대의 위험 평가 · 위험에 관한 기록은 flow sheet가 사용된다. **그림 7-4**에 낙상위험 · flow sheet를 제시한다.

〔文献 1〕Hendrich AL : Falls, immobility, and restraints : A resource manual, Mosby-Year Book, Inc., 1996 역자가 번역함)

낙상 위험 · flow sheet
Gunderson Lutheran Medical Center fall
위험 standard/treatment flowsheet
Med/Surg

| | | | | | | | | | | |
|---|---|---|---|---|---|---|---|---|---|---|
| 월/일 | | | | | | | | | | |
| 근무대 | | | | | | | | | | |
| 평가 위험 요인<br>근무대 D/B: +/− | | | | | | | | | | |
| 혼란/방향감각상실 장애 | | | | | | | | | | |
| 배설(실금, 절박성, 빈뇨) | | | | | | | | | | |
| 과거 3개월 이내의 낙상 | | | | | | | | | | |
| 부적절한 가동성/일반적인 허약함 | | | | | | | | | | |
| 어지러움 | | | | | | | | | | |
| 암의 진단 | | | | | | | | | | |
| 우울증 진단 | | | | | | | | | | |
| 기타 | | | | | | | | | | |
| | | | | | | | | | | |
| 2항목 이상의 위험이 있는 경우에는 개입을 한다.<br>1개 이상의 경우에는 개입을 준비한다. | | | | | | | | | | |
| 낙상예방교육 혹은 팜플렛을 배포한다.<br>P=환자, F=가족, O=기타 | | | | | | | | | | |
| 사람, 장소, 때의 방향감각 | | | | | | | | | | |
| 배설원조: D/B<br>U: 화장실로의 이동 B: 손이 닿는 변기 및 소변기 C: 침실용 화장실 D: 침대상 배설의 지원 F: 발룬 도관 | | | | | | | | | | |

**그림 7-4 낙상 위험 · flow sheet**

〔文献 1）Hendrich AL：Falls, immobility, and restraints：A resource manual, Mosby, 1996 より著者が翻訳〕

## Point 재택노인의 평가도구는?

우리 나라의 재택노인에 대한 낙상예방 평가 도구는 건강 평가 검토위원회로부터 낙상 위험 평가 표(**표 7-7**)가 제안되고 있다. 낙상 위험은 8 항목에 이르며 ① 보행능력의 저하, ② 균형능력의 저하, ③ 근력의 저하, ④ 질병에 의한 낙상위험 ⑤ 복약에 의한 낙상위험, ⑥ 낙상의 외적요인, ⑦ 시청력의 저하, ⑧ 낙상에 대한 불안과 그것에 의한 ADL의 제한이라고 되어있어 우측의 「조건과 위험」란에는 각각의 항목에서 해당하는 낙상 위험이 명백하게 되고 보건지도의 경우, 접근하기 쉽게 되어있다.

## Point 구미의 재택노인을 위한 재택 낙상 위험 선별이란?

Jonson 등은 재택노인의 낙상 위험의 선별용으로서 재택 낙상 위험 선별을 개발하였다[6](**표 7-8**). 이것은 10항목으로 되어 자택의 안전성 및 노인의 자택에서서의 행동으로 되어있다. 이러한 척도는 1~10으로 대답할 수 있도록 되어있어 각 득점

### 표 7-7 낙상 위험 평가표

다음의 질문에 대하여 「네」, 「아니요」가 해당되는 곳에 표를 쳐 주세요.

| | 질문내용 | 해답란 | 조건과 위험 |
|---|---|---|---|
| 1 | 최근 1년간에 낙상하였습니까? | 네 · 아니요 | 네 라면 ① |
| 2 | 횡단보도를 청신호 안에 건널 수 있습니까? | 네 · 아니요 | 아니요 라면 ① |
| 3 | 1km 정도를 계속하여 걸을 수 있습니까? | 네 · 아니요 | 아니요 라면 ① |
| 4 | 한 발로 서서 양말을 신을 수 있습니까? | 네 · 아니요 | 아니요 라면 ② |
| 5 | 물로 젖은 타올이나 수건을 세게 짤 수 있습니까? | 네 · 아니요 | 아니요 라면 ③ |
| 6 | 지난 1년동안 입원한 일이 있습니까? | 네 · 아니요 | 네 라면 ④ |
| 7 | 일어서서 아찔하고 깜깜해지는 일이 있습니까? | 네 · 아니요 | 네 라면 ④ |
| 8 | 지금까지 뇌졸중을 일으킨 적이 있습니까? | 네 · 아니요 | 네 라면 ④ |
| 9 | 지금까지 당뇨병으로 진단받은 적이 있습니까? | 네 · 아니요 | 네 라면 ④ |
| 10 | 수면제, 강압제, 정신안정제를 복용하고 있습니까? | 네 · 아니요 | 네 라면 ⑤ |
| 11 | 일상생활에서 샌들이나 슬리퍼를 자주 사용합니까? | 네 · 아니요 | 네 라면 ⑥ |
| 12 | 시력은 보통 신문이나 사람의 얼굴 등을 잘 볼 수 있는 정도입니까? | 네 · 아니요 | 아니요 라면 ⑦ |
| 13 | 청력은 보통 회화 등이 잘 들리는 수준입니까? | 네 · 아니요 | 아니요 라면 ⑦ |
| 14 | 집안에서 자주 앞부리를 채이거나 미끄러집니까? | 네 · 아니요 | 네 라면 ⑥ |
| 15 | 낙상의 대한 불안감이 큽니까? 혹은 낙상이 두려워 외출을 삼간 적이 있습니까? | 네 · 아니요 | 네 라면 ⑧ |

| 위험 표 | |
|---|---|
| ① | 보행능력의 저하 |
| ② | 균형능력의 저하 |
| ③ | 근력의 저하 |
| ④ | 질병에 의한 낙상위험 |
| ⑤ | 복약에 의한 낙상위험 |
| ⑥ | 낙상의 외적요인 |
| ⑦ | 시각, 청력의 저하 |
| ⑧ | 낙상에 대한 불안과 그것에 따른 ADL의 제한 |

〔文献 5) ヘルスアセスメント検討委員会，生活習慣病・要介護状態予防のために，厚生科学研究所，2002〕

**표 7-8 Jonson 등의 재택 낙상 위험 선별**

| 자택의 안전성 |
|---|
| 1. 방이나 응접실은 정돈되어 있다. |
| 2. 방이나 응접실은 주간에 적절한 조명이 있다. |
| 3. 방이나 응접실은 야간에 적절한 조명이 있다. |
| 4. 침상의 커버링은 똑같이 잘 고정되어 있어 미끄러지지 않는다. |
| 5. 욕실 및 그 물품은 찾기 쉽고 쓰기 쉽다. |
| **자택의 행동** |
| 1. 대상자는 집 안에서 주의 깊게 행동한다. |
| 2. 대상자는 적절한 덧신을 신는다. |
| 3. 대상자는 집안에서 무엇인가 할 때에는 주의를 많이 한다. |
| 4. 대상자는 야간에 일어났을 때를 위하여 조명을 켜둔다. |
| 5. 구두는 잘 맞는 것을 신고 힐과 발바닥의 마찰을 적합하게 한다. |

〔文献 6〕Jonson M, Cusic A, Chang S：Home-screen：a short scale to measure fall risk in the home, Public Health Nursing, 18 (3), 169, 177, 2001 より著者が翻訳〕

5~50의 범위로 된다. 본 척도는 낙상 위험 평가라고 하기보다는 재택 선별이기 때문에 신체적인 낙상 위험은 포함되어 있지 않다. 본 척도만을 사용하는 것은 평가로서 부족함이 있지만, 보건사 및 간호사가 노인을 방문할 경우 확인할 때에 사용할 수 있다. 이상과 같이 낙상 위험 평가를 참고로 하여 각각의 독자의 평가지표와 그 활용방법을 기재한 지침을 사용하여 낙상관리를 수행하면 좋겠다.

### Point 낙상예방에 관한 질 향상과 직원 교육은?

낙상예방에 관한 질 향상과 직원 교육의 측면에서 미국에서는 어떻게 하고 있을까? 하기의 모델은 미국의 Gunderson Lutheran Medical Center, North Colorado Medical Center, Holland Community Hospital 등에서 하고 있는 낙상예방관리의 질 향상을 위한 모델이다(**그림 7-5**)[1]. 위험 관리자는 제일 먼저 낙상관리에 대한 목표를 정하고 현재까지 그것에 대하여 어떠한 전문지식이 있는가를 문헌 등에서 분명히 한 후 실행단계에서 낙상예방조직을 결성하고 조사에서는 낙상에 관한 문헌 및 자료를 분석한다. 행동에서는 낙상 위험 평가 도구를 사용하고 있는데 그 싸이클은 더욱 낙상 위험 환자의 간호 개입 등으로 발전한다.

### Point 낙상관리 실천을 위한 낙상예방 위원회와 낙상예방 시스템이란?

우리 나라에서는 어떻게 낙상관리 실천을 하면 좋을까? 병원의 위험 관리자가 중심이 되어 의료사고위원회의 일부로서 낙상예방위원회를 조직하는 것이 바람직하다. 낙상예방위원회는 정기적으로 개최하고 낙상 평가 위험, 낙상관리를 일련의 흐름으로 하여 시스템화할 필요가 있다. 간호사만이 아니라, 의사, 물리치료사, 작업치료사 등도 회의에 참가하도록 하고 종합적인 접근이 될 수 있도록 원내의 체제가 필요하다(**그림 7-6**).

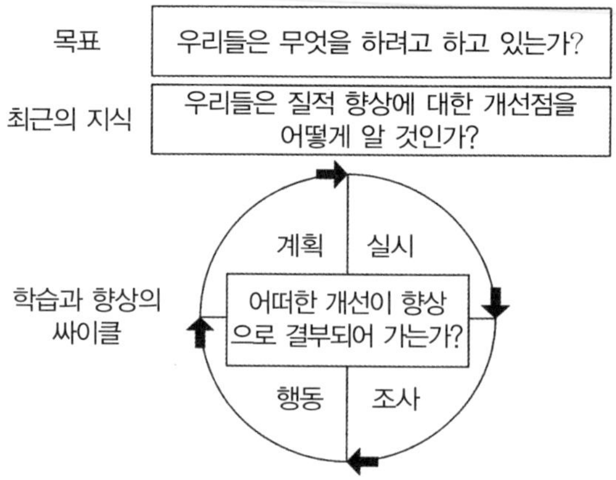


그림 7-5 낙상예방 관리의 질적 향상의 모델

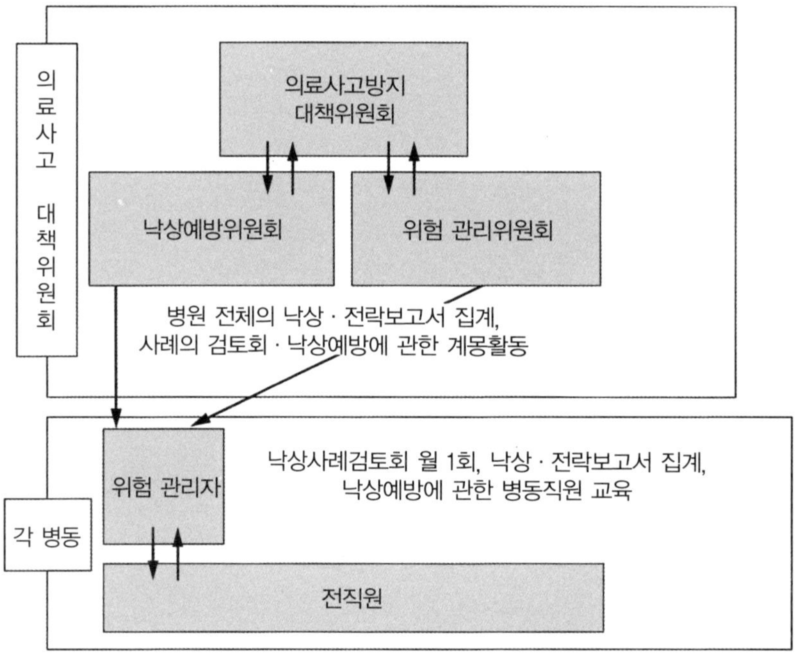


그림 7-6 병원 내 낙상예방 시스템

## ■ 인용문헌

1) Hendrich AL : Falls, immobility, and restraints : A resource manual, Mosby, 1996.
2) 泉キヨ子, 他 : 入院高齢者の転倒予測に関するアセスメントツールの開発 (第 2 報), 金大医保つるま保健学会誌, 25, 55-63, 2001.
3) Conley D, Schultz AA, Selvin R : The challenge of predicting patients at risk for falling : development of the Conley Scale. Medsurg Nurs, 8 (6) : 348-54 1999.
4) Heslin K et al : Managing fall : Identifying population specific risk factors and prevention strategies, In : Funk SG, et al (EDS) : Key aspects of elderly care managing falls, and cognitive impairment, 70-88, Springer Pub, New York, 1992.
5) ヘルスアセスメント検討委員会 : 生活習慣病・要介護状態予防のために, 厚生科学研究所, 2002.
6) Jonson M, Cusic A, Chang S : Home-screen : a short scale to measure fall risk in the home, Public Health Nursing, 18 (3), 169, 177, 2001.

# 찾아보기(Index)

## ㄷ



## ㄹ



## ㅁ



## ㅂ



## ㅅ

## ㅇ



## ㅈ